阅 读 成 就 思 想……

Read to Achieve

好想爱
这个世界

相信自己，
总有一天能走出
抑郁的阴霾

沈家宏 著

SELF-HEALING AND
PSYCHOLOGICAL INTERVENTION
FOR **DEPRESSION**

中国人民大学出版社
· 北京 ·

图书在版编目（ＣＩＰ）数据

好想爱这个世界 : 相信自己，总有一天能走出抑郁
的阴霾 / 沈家宏著. -- 北京 : 中国人民大学出版社，
2021.7
　ISBN 978-7-300-29515-2

　Ⅰ．①好… Ⅱ．①沈… Ⅲ．①抑郁症－防治 Ⅳ．
①R749.4

中国版本图书馆CIP数据核字(2021)第120321号

好想爱这个世界：相信自己，总有一天能走出抑郁的阴霾

沈家宏　著

Haoxiang Ai Zhege Shijie : Xiangxin Ziji , Zongyou Yi Tian Neng Zouchu Yiyu
de Yinmai

出版发行	中国人民大学出版社		
社　　址	北京中关村大街 31 号	邮政编码	100080
电　　话	010-62511242（总编室）	010-62511770（质管部）	
	010-82501766（邮购部）	010-62514148（门市部）	
	010-62515195（发行公司）	010-62515275（盗版举报）	
网　　址	http://www.crup.com.cn		
经　　销	新华书店		
印　　刷	天津中印联印务有限公司		
规　　格	148mm×210mm　32 开本	版　次	2021 年 7 月第 1 版
印　　张	6.25　插页 1	印　次	2021 年 7 月第 1 次印刷
字　　数	118 000	定　价	59.00 元

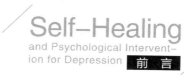

我大学本科学的是临床医学，毕业后当了一名精神科医生。在工作中我慢慢发现，家庭因素对一个人罹患精神疾病有非常重要的影响。于是，在我的职业生涯里，我逐渐把研究的方向从重性精神病领域转移到家庭心理治疗上。

在后面的继续教育中，我参加了中德班的系统式家庭治疗与系统式家庭治疗督导的培训，通过对家庭治疗展开系统学习，让我在心理治疗的专业领域获得了提升。

我目前的研究领域主要还是围绕家庭动力与家庭治疗。我成立了自己的心理咨询机构——沈家宏心理。我们机构的愿景和目标也是致力于探索和研究家庭，围绕着家庭系统、家庭动力和家庭治疗，向大众提供心理服务，向心理专业人士提供家庭心理培训。

由此，我最大的愿望是对家庭系统动力进行系统的探索和研究，将家庭系统动力学变成一门学科。我撰写的《原生家庭：影响人一生的心理动力》一书于 2018 年面世，旨在从家庭动力的层面来探讨一个人的原生家庭是如何影响其后来成长的。

本书主要讨论的主题是抑郁与自杀的心理干预。鉴于我的研究领域是家庭动力，因此在对抑郁与自杀的理解与概念化过程中，我仍然采用了家庭动力的视角来探讨这两个主题。

抑郁与自我否定有关，而自杀与自我放弃有关；而自我否定与自我放弃均与一个人在自己的原生家庭里父母对他的否定和放弃有关。因此，理解和干预抑郁与自杀，就不能不讨论一个人的原生家庭。

因此，本书是将家庭动力应用于理解与干预抑郁和自杀的一种尝试，希望在这个领域能够有更多的同道加入，投入到对抑郁与自杀的心理干预的探索和研究之中。

在本书中，还特别介绍了对特殊人群的抑郁与自杀的心理干预，这些特殊的人群，包括儿童青少年人群、孕产妇人群和高压力职业人群。本书的最后一章，还专门讨论了抑郁与自杀的预防问题。

2020 年 9 月 11 日国家卫健委官网发布《探索抑郁症防治特色服务工作方案》，方案明确了试点地区到 2022 年的工作目标。包括公众对抑郁症防治知识的知晓率达 80%，学生对防治知识知晓率达 85%。抑郁症就诊率在现有基础上提升 50%，治疗率提高 30%，年复发率降低 30%。非精神专科医院的医师对抑郁症的识别率在现有基础上提升 50%，规范治疗率在现有基础上提升 20%。

同时，方案还明确了以下六项重点任务：

1. 加强防治知识宣教；
2. 开展筛查评估；
3. 提高早期诊断和规范治疗能力；
4. 加大重点人群干预力度，其中包括青少年、孕产妇、老年人和高压职业人群；
5. 强化心理服务热线；
6. 及时开展心理干预。

从这个方案可以看出，抑郁已严重影响着国人的心理健康，已在国家层面受到了极大的重视。

作为一个专业的心理咨询服务机构，沈家宏心理决定响应国家政策，为大众科普抑郁防治知识，贡献我们的绵薄之力。

为此，我们结合了方案里的六大重点任务，撰写了本书。

最后，要特别感谢中国人民大学出版社相关编辑对本书整理和编辑，没有他们的用心和付出，就不会有本书的出版与面世。

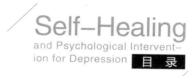

第 3 章

如何应对抑郁：抑郁的自助与他助 / 031

第 4 章

预测与风险：自杀的心理评估 / 055

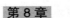

第 8 章

如何干预孕产妇的抑郁与自杀 / 129

第 9 章

高压职业人群如何应对抑郁 / 141

SELF
HEALING

AND PSYCHOLOGICAL INTERVENTION
FOR DEPRESSION

第 1 章

我抑郁了吗：抑郁的测量与诊断

经常会有人问："如果我抑郁了，是不是就说明我得了抑郁症？"

首先，我们要看看什么是抑郁。

抑郁的概念

抑郁是我们的一种基本情绪，是在我们的生活经历里都会出现的情绪。所以，抑郁不等于抑郁症。

那么抑郁是一个什么样的情绪呢？我们从汉字的理解来讲，抑郁就是压制，就是把我们的状态压制住，抑郁了就是不通了，很多的情绪不流动了。在我们的心里，如果有大量的情绪受到压制而无法流动，那么这样的一个状态就叫抑郁。

怎么去理解抑郁

人类是生命体，生命体的本身是自我实现的，是潜能最大化的，但是我们的抑郁状态正好是反生命实现倾向的，是把我们的潜能、生命力给压住，让我们的生命状态最小化了。因此，从个体的角度来讲，抑郁是不利于我们生存的，更不利于我们适应环境。

达尔文说过"适者生存",当我们把自己的生命状态最小化的时候,很显然就无法去适应环境,无法展现一个更好的生存状态。

但是,我们的确看到抑郁在我们人类的个体里出现,会压制其生命能量。为什么呢?这是因为人类的世界是个有对错的世界,在有对错的世界里,我们往往是拒绝错的。换句话说,在我们自我的部分里也会有好的自我和坏的自我,那么我们就会将对的行为和坏的行为上升、延展到好的自我和坏的自我。当我们对坏的自我予以拒绝或否定的时候,我们就会出现一种抑郁的状态。

抑郁的功能

那么,抑郁有没有功能?

抑郁是有功能的。抑郁很重要的功能就是企图让我们活在自己的世界里,然后压制或者否定错的那个我。

此外,抑郁还有一个系统功能,即在一个系统里面抑郁是有功能的。我们经常会把个体放在家庭系统里面去研究。下面通过三个小案例,就抑郁在系统里面的功能进行阐述。

有一位17岁的女高中生抑郁了,来找我咨询。我就问她:"你抑郁前和抑郁后有没有什么比较大的变化,或者你的家庭有没有什么大的变化?"她想了一下,告诉我说"有"。原来,她是独生女,可是爸爸那边的很多家族成员有着重男轻女的观念,因为她是个女孩,在家里非常不受待见。

　　她爸爸对她从来不认可、不表扬，总会以非常高的标准去要求她。只要她犯个小错，就会被否定、指责，甚至打骂。她告诉我就是在她抑郁了之后，她爸爸对她好了很多，对她也会小心翼翼的，也能在某些方面对她认可、对她肯定。

　　我们会看到，这个女孩的抑郁有一个非常重要的功能——能够使她自己获得爸爸对自己的认可，而且这份认可是她从小到大内心里非常渴望的。所以，抑郁帮她得到了这些。

　　下面是一个有趣的例子。

　　某女士抑郁了，在心理咨询师的帮助下，她慢慢地痊愈了。可当她痊愈了之后，她的丈夫却抑郁了。

　　妻子抑郁的功能是给丈夫一种非常好的感觉，提升她丈夫的自我价值。可见，这对夫妻的关系是一种"竞争关系"。在夫妻的系统里，如果丈夫的自我价值是建立在妻子的自我价值比较低的前提下时，那么妻子的抑郁或者妻子的自我价值较低，往往就能够成全丈夫较高的自我价值。

　　所以我们就看到妻子抑郁的意义是帮助丈夫来提升他的自我价值。

　　我们再看另外一个例子。

　　一个 18 岁的女孩抑郁了，她抑郁的一个很重要的原因是爸爸有了外遇，爸爸妈妈以离婚收场。这之后，女孩就对爸爸非常地排斥，不接受爸爸。慢慢地，她变得抑郁了，甚至不想活了。

　　她来找我咨询时，我就问她："在你的家庭里，爸爸、妈妈还有你，你觉得谁最该抑郁呢？"她想了一下，告诉我应该是她的妈妈。

　　我接着说："你现在抑郁了，你妈妈就没有机会抑郁了，对吧？"

　　可见，女孩抑郁的功能是让她妈妈不抑郁。换句话说，她为了实现对妈妈的忠诚，在她的内心里面就发出了一个指令，宁愿让自己抑郁，也不让妈妈抑郁。

　　通过上述三个例子可知，抑郁在家庭系统里是有功能的，所以我们在干预抑郁症的过程中，如果把这个部分展现出来，对抑郁症的干预会得到非常好的效果。

抑郁的标签

　　人有七情六欲，情绪不能代表人，人也不能代表情绪，所以我们要把情绪与人分开。

　　比如说，如果某人被确诊患上了抑郁症，我们就要把这个人与他所患的抑郁症分开。

　　在过去很长一段时间，我们常常觉得如果一个人得了抑郁症，那么他的身份标识就是抑郁症病患。由此可见，我们把这个人与抑郁症混为一体了，并贴上了一个标签——抑郁症的标签。要知道，这个标签是人为设定的。

当我们把人和抑郁症混在一起的时候，我们干预抑郁症恐怕就会比较困难。就像叙事疗法理论说的："问题是问题，人是人；人不是问题，问题也不是人。"同理，人不是抑郁症，抑郁症也不是人。所以，我们要把人和抑郁症分开。

抑郁症的判断

经常会有来访者到我这里咨询："我很抑郁，我是不是得了抑郁症？"我们怎么来确定一个人到底是不是抑郁症？

我们知道，要诊断抑郁症是有很多条件的，也是有标准的。

很多时候，读者会通过互联网，或者从专业的书籍里面找一些量表来测定自己是不是得了抑郁症。然后拿着那些量表告诉我，他得了中度抑郁症，或者重度抑郁症，是用量表测出来的。

一般来讲，我们判断自己是否得了抑郁症主要会从自我判断、他人判断、心理测量、专业判断和专业诊断等维度入手（如图1–1所示）。

- 自我判断。有时候，我们往往是通过自己的判断，觉得自己患上抑郁症了。
- 他人判断。这是一种试探性的判断，比如自己的父母、朋友或者同事，他们觉得你每天都没有笑脸，一脸忧愁，怀疑你是不是得了抑郁症，这往往会给你贴上有抑郁症的标签。
- 心理测量。我们会在网上去找一些量表，通过测试符合中度抑郁或重度抑郁，然后就认定自己得了抑郁症。

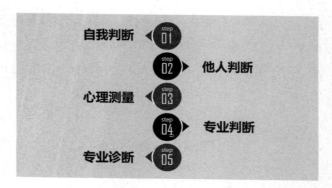

图 1-1   抑郁症的判断类型

- 专业判断。我国的《中华人民共和国精神卫生法》规定，只有精神科医生才拥有对精神障碍的法定诊断权，其他专科的医师、心理治疗师、心理咨询师都没有诊断权。但是，他们可以初步判断来访者是否有患抑郁症的可能性。这也是心理咨询行业对心理咨询师的胜任力要求。但他也只能是初步判断，而不能对此做出诊断。

- 专业诊断。从科学的角度，我们真正需要的是一个非常专业的诊断。那么，真正能够进行抑郁症诊断的是精神科医生，而且只有他们才有诊断的权利。所以，我们要判断自己是不是患上抑郁症，需要到医院看精神科医生，由精神科医生给你出具是否患抑郁症的证明。

抑郁症的量表测评

目前，在网上可以找到各种用于测量抑郁症的量表。从专业的角度来说，其中可信度比较大、能够真实地反映我们抑郁程度有以下四个量表 (还可以进一步细分为自评和他评两类)。

第一个是抑郁症自评量表（Self-Rating Depression Scale，SDS）。

第二个是贝克抑郁自评量表（Beck Depression Inventory，BDI），这个量表在临床上会使用得比较多。

第三个是抑郁症筛查量表（Patient Health Questionnare，PHQ-9），该量表项目比较少，比较容易操作，所以在医学临床、基层保健卫生系统里会被经常用到。

前面这三个是自评量表。

第四个是汉密顿抑郁量表（Hamilton Depression Scale，HAMD），这是一份他评量表，是医生给病人测量用的。在使用这个量表时，需要有两个医生同时对一个人进行测定，然后才能得出一个综合的评判。

但是，量表只是我们诊断抑郁症的一个参考，并不能作为诊断依据。最终诊断是否患有抑郁症是不能依靠量表的。

抑郁症的诊断标准

目前，抑郁症有两个诊断标准。

一个是美国精神病学会（American Psychiatric Association, APA）编撰的《精神障碍诊断与统计手册（第 5 版）》（DSM-5）。他们就是用这部手册来诊断精神障碍的，其中也包括针对抑郁症的诊断。

《精神障碍诊断与统计手册（第5版）》于2013年5月修订，是比较新的版本，基本上代表了目前专业界对抑郁症的一个最新的认识。下面我们就来看看这套系统是怎么来诊断抑郁症的（如图1-2所示）。

第一，《精神障碍诊断与统计手册（第5版）》是用抑郁发作来诊断的，那么抑郁发作的第一个诊断标准就是时间标准，也就是说你出现抑郁症状时间上基本要满足半个月的时间。如果是偶尔出现一次或断断续续地出现一次，就不能符合抑郁症的诊断标准。也就是说，你有抑郁症的症状，而且是持续两周存在和出现，这样我们才能说你有可能患上了抑郁症。

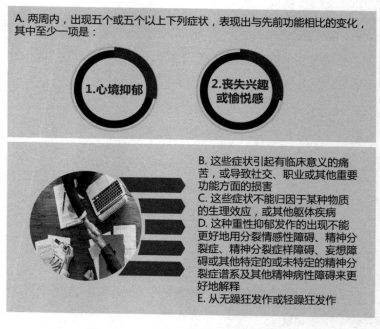

图1-2　DSM-5关于抑郁症的诊断标准

　　首先，我们从图 1-3 中总共看到九种症状，当你出现了五种或者五种以上如图 1-3 所示的症状，且至少表现出心境功能变化中的一项时，你才能被诊断为患有抑郁症。也就是说，你有五种症状才能符合诊断标准，五种症状里面至少有一种症状是心情抑郁或丧失兴趣、愉快感。如果这两个症状都没有，可能你的抑郁症就要打个问号。

1. 几乎每天和每天的大部分时间都心境抑郁，既可以是主观的报告，也可以是他人的观察	5. 几乎每天都出现精神运动性激越或迟滞
	6. 几乎每天都疲劳或精力不足
2. 几乎在每天的大部分时间，对于所有或几乎所有活动的兴趣或愉悦感都明显减少	7. 几乎每天都感到自己毫无价值，或过分地、不适当地感到内疚
3. 在未节食的情况下体重明显减轻，或体重增加，或几乎每天食欲都减退或增加	8. 几乎每天都存在思考能力减退或注意力不能集中，或犹豫不决
4. 几乎每天都失眠或睡眠过多	9. 反复出现想死的想法，反复出现没有具体计划的自杀意念，或有某种自杀企图，或有某种实施自杀的特定计划

图 1-3　抑郁症的九大症状

　　其次，仅仅是症状符合诊断标准还不够，还要看这些症状有没有导致你的社会功能出现障碍，如是否影响了你的学习、生活、工作。即使时间标准达到了，但生活、学习等各方面都没有受到严重的影响，仍然不能被诊断为抑郁症。

　　再次，抑郁症不能是由其他原因引起的，比如喝酒、服用了抗高血压的药，或者由其他躯体疾病引起。

　　最后，无躁狂发作或轻躁狂发作。抑郁和躁狂交叉发作被称为双相发作，双相就是既有抑郁也有躁狂的症状。

因此，我们说诊断抑郁症是有条件的，也是有前提的。

世界上另一个用得比较多的诊断标准是世界卫生组织制定的《疾病分类诊断标准》（*International Classification of Diseases*，*ICD-10*），这是 1992 年的版本，*ICD-11* 现在正在修订，预计到 2022 年会正式出版使用。

ICD-10 诊断抑郁症的标准如图 1–4 所示。

在ICD-10中，抑郁发作不包括发生于双相情感障碍中的抑郁状态。因此，抑郁发作只包括首次发作抑郁症或复发性抑郁症。ICD-10规定的抑郁发作一般标准有三条： （1）病程标准：抑郁发作须持续至少两周 （2）排除标准：在病人既往生活中，不存在足以符合轻躁狂或躁狂标准的轻躁狂或躁狂发作。需除外的最常见情况：此种发作不是由于精神活性物质使用或任何器质性精神障碍所致 （3）症状学标准：抑郁发作的症状分为两大类，可以粗略地将之分别称为核心症状和附加症状	抑郁发作的核心症状有三条： （1）抑郁心境，对个体来讲肯定异常，存在于一天中大多数时间里，且几乎每天如此，基本不受环境影响，持续至少两周 （2）对平日感兴趣的活动丧失兴趣或愉快感 （3）精力不足或过度疲劳
抑郁发作的附加症状有七条： （1）自信心丧失和自卑 （2）无理由的自责或过分和不适当的罪恶感 （3）反复出现自杀想法，或任何一种自杀行为 （4）主诉或有证据表明存在思维或注意能力降低，例如犹豫不决和踌躇 （5）精神运动性活动改变，表现为激越或迟滞 （6）任何类型的睡眠障碍 （7）食欲改变（减少或增加），伴有相应的体重变化	（1）轻度抑郁发作：核心症状至少两条，核心与附加至少四条 （2）中度发作：核心症状至少三条，核心与附加症状至少六条 （3）重度抑郁发作：核心症状至少三条，核心与附加症状至少八条

图 1–4　*ICD-10* 诊断抑郁症发作的标准

尽管世界卫生组织关于精神疾病的分类没有与时俱进，不太符合我们当下对抑郁症的认识和进展，但仍不失为一个法定的诊断分类。所以我们在临床上仍然在用，我国目前在精神科层面进行诊断抑郁症、抑郁发作时都是以 *ICD-10* 为标准的。

在图 1-4 中，我们看到抑郁症的症状学病程标准为两周，且症状分为核心症状和附加症状。核心症状有三条，就像图 1-3 里面的第 1 条和第 2 条。附加症状有七条，加起来是十条，前面说到的 *DSM-5* 对抑郁发作的判断是九条，两者大同小异。

抑郁症分类的指导意义

抑郁症分为轻度、中度和重度，那么这个分类在临床上有什么指导意义呢？

如果是轻度抑郁症，我们采用单纯的心理治疗就可以了，不一定要服用药物；如果是中度抑郁症，一般我们建议服药与心理治疗结合起来；如果是重度抑郁症，我们更偏重于药物治疗，等症状缓解了之后，再用心理学的方法进行干预。

由此可见，区分轻度、中度、重度抑郁症对病患是有指导意义的。因此，如果你想去诊断自己（或他人）是否患有抑郁症，首先要到精神科医院去看精神科医生，由精神科医生根据 *ICD-10* 或 *DSM-5* 的诊断标准来进行病理诊断。

所以，我们对抑郁症的诊断是有依据的、科学的。《中华人民共和国精神卫生法》规定，只有精神科医生才有诊断权，而心理咨询师具备诊断的能力，却没有诊断权。

所谓有诊断能力，是指心理咨询师能否诊断出来访者是否患有抑郁症。如果诊断为抑郁症，不论是轻度、中度还是重度，该来访者的问题就不属于心理咨询师的咨询范围了，心理咨询师就要把来访者转介到医院的精神科那里进一步确诊并采取治疗。否则，心理咨询师的行为就违反了《中华人民共和国精神卫生法》。

依法来说，只要是经过精神科诊断且被确诊的精神障碍患者都只能接受心理治疗，不能接受心理咨询。

那么，在什么样的情况下他们才能做心理咨询呢？在医院接受诊断及药物治疗后抑郁缓解了，且患者处于缓解期和稳定期时才可以做心理咨询。对心理咨询师来说，对抑郁症诊断的能力具有非常重要的现实意义。

对不同程度抑郁症的干预，除了心理治疗和药物治疗外，近年来还用到了物理治疗，如电休克疗法（The Electro-Convulsive Therapy，ECT）和磁惊厥疗法——借用磁疗仪、通过磁力的干预让脑内的递质发生变化。

SELF
HEALING

AND PSYCHOLOGICAL INTERVENTION
FOR DEPRESSION

第 2 章

我为何会抑郁：抑郁的概念化

"概念化"是心理学专业术语，是指我们根据心理学的流派来解释和理解心理学上的问题、心理咨询过程中的冲突或者症状。抑郁的概念化，就是尝试从心理学的流派（包括我目前所探索的家庭系统动力）的观点来理解抑郁症。

抑郁的状态

我们在第 1 章讲到，抑郁是一种情绪。从生物学的角度来讲，抑郁是一种不利于生命的存在，也不利于生命的进化。

抑郁的状态是什么？要回答这个问题，我们就要把人还原成生命来对待（如图 2-1 所示）。

人本主义心理学认为，我们生命的自然状态总是具有实现倾向。实现倾向就是说，地球上所有的生命都会把其生命的潜能最大化，这是所有生命的特征。

如果生命的特征是把生命的潜能最小化，那地球上的生命可能早都消失了。正是因为我们的生命能把自己的潜能最大化，所以才让我们在地球上繁衍不息，越来越进化，越来越高级。抑郁者的状态正好相反，要用一股非常大的能量把生命在自然状态下的潜能最大化压制住，其生命状态是把生命内在的潜能最小化。

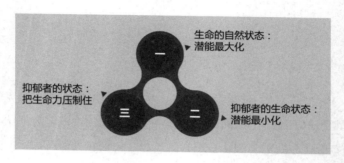

图 2-1　抑郁的状态

　　因此，从这个角度来看，所有的抑郁症患者在其抑郁状态里都有一股非常大的力量来把生命力压制住；从资源取向的角度来看，抑郁症患者有一股特别巨大的力量，正是这股力量把生命的潜能压制住；否则，我们恐怕很难会有抑郁的表现。

抑郁与否定

　　作为人类，为什么要把生命的潜能压制住？压制住我们生命潜能的力量是什么？这一现象的背后又发生了什么？

　　我们会看到人类和其他非人类的生命的状态是不同的，因为在其他非人类的生命里是没有对错、是非、好坏之分的。但是我们人类是有对错、好坏的。换句话说，如果有对错和好坏，那么也就有了我们在心理学上经常说的"好自体"和"坏自体"，或者是"好自我"和"坏自我"。

一方面，我们对好的自我是非常渴望的、赞赏的、鼓励的；另一方面，我们对坏的自我往往持否定态度。例如，我们的性别是不是父母喜欢的，我们对自己的性别、身高、性格、才能、表现等是不是满意。这些我们认为不好的部分，有可能都会带来否定，也包括对一些不好行为的否定，继而有可能会带来我们对自己的否定，甚至全面的否定。

当我们对自己全面否定的时候，这种否定就会演变成我们压制自己生命的力量，这股力量会让我们进入抑郁的状态，我们称之为自我否定的力量。

大家可以就自己的生物学、心理学和社会学特征自我检查一下，找找自身的哪些方面是我们不接纳的。如果一个人对自己的否定和不接纳是广泛且不加选择的，对自己的所有方面都是否定的，那他就很可能进入了抑郁状态。

如果一个人对自己的否定仅仅是部分否定，且自我肯定的力量远远大于自我否定的力量，一般来说他有可能会有一些自卑、抑郁的情绪，但他很难陷入抑郁的状态。

重要他人的否定

对自我的否定往往源于重要他人对我们的否定。重要他人主要指我们早年的抚养人，如自己的父母。因此，父母对我们的认可度，包括与父母的关系、喜欢不喜欢我们、是不是对我们否定，就非常重要。

如果父母在我们很小的时候对我们全面否定，那么父母对我们的态度从来就是不满意、不喜欢，他们一直关注我们的缺陷、不足，然后对我们不断地否定、拒绝或者攻击。这样一来，我们就容易由一种被重要他人否定的状态发展到自我否定的状态，然后进入抑郁的状态（如图 2-2 所示）。

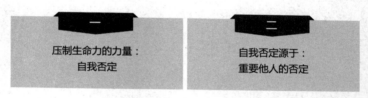

图 2-2　抑郁状态与重要他人的否定及自我的全面否定

因此，一个人的抑郁状态或者是抑郁症的背面隐藏着一种全面的否定——由重要他人的否定发展到对自我的全面否定。

重要他人会对我们自身的哪些领域进行否定呢？

首先是对性别的否定。比如，在一个重男轻女的家庭，如果第一胎是女孩，第二胎还是女孩，第三胎又是女孩，那么第三个女孩的性别有可能会被这个家族或者是家庭否定。我们作为一个性别存在，自身能否获得价值感的一个很重要的考量因素就是重要他人对自己的性别接不接纳。

其次是对个人表现的否定。父母一直都对你不满意，说你的长相不好，性格不好，学习成绩也不好；在父母的眼里，你各个方面都不好，所以在这种情况下，你就容易被父母所否定。此外，即使你表现得不错，但如果父母对你的标准非常高，而你没有达到父母希望的标准，那你还是会被否定。例如，你考了 80 分，而父母想要 90 分；你考了 90 分，而父母想要 95 分；你考了 95 分，而父母想要 100 分；你考了 100 分，而父母想要双百。如此一来，你永远达不到父母的要求，父母永远会说你不够好。

被否定的具体方面

图 2-3 所示的是重要他人否定的领域，大致可以分为九个方面。

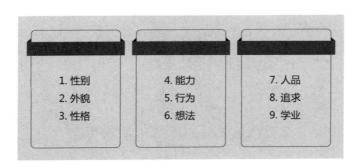

图 2-3　抑郁症患者被否定的九个方面

在我们小时候，父母往往会从性别、外貌、能力、性格、行为、想法、人品、追求、学业这几个方面（被父母否定或者自我否定的方面远远不止这九个方面）对我们予以否定。比如，对于孩子的一些想法，父母会觉得很幼稚；或者觉得孩子内心里的仇恨太多，甚至有反社会的倾向，父母对这样的想法往往都会否定。然而，性别只是我们的一部分，不能代表我们的全部；长相、身高、体重，都属于外貌的部分，也只是我们的一部分。对某人局部的否定不会带来抑郁，只有当把对性别的否定或者对外貌的否定上升到对整个人的全面否定时，才会导致抑郁的发展。

抑郁在性别上的区别

在抑郁的成因上，不同的性别还是有区别的（如图 2-4 所示）。

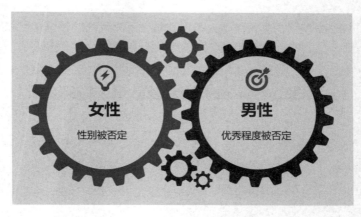

图 2-4　不同性别的抑郁成因

女性患上抑郁症多数与性别被否定有关，尤其在我国不少家庭有重男轻女思想的情况下，往往会出现针对性别的否定。

在我国，儒家文化强调男人有传宗接代的义务，特别强调男性应光宗耀祖，所以我国的文化特别要求男性应追求卓越。由此，如果男性不优秀的话，就容易被父母否定。因此，如果一个男人觉得自己不够优秀，从而导致对自己的全面否定，就容易引起抑郁。

所以，女性和男性的抑郁成因是不同的。

人本主义对抑郁的理解

在人本主义领域，有两位非常重要的心理学家，一位是马斯洛，另一位是罗杰斯，他们对抑郁的成因提出了各自的观点。

马斯洛提出了自我实现理论，即我们的需求是有层次的，且我们最高层次的需求是自我实现。

自我实现的前提是什么呢？你要有自我才能谈到自我实现，如果你没有自我，就会出现我们经常说的他人实现。这个他人指的往往是我们的父母，当然也会有其他的重要他人，比如爷爷、奶奶、姥姥、姥爷，还有可能包括社会。我们去实现社会，唯独不去实现自我。

所以，当我们不在自我实现的状态，而是在他人实现的状态，找不到自我的时候；或者是在自我实现里面，对自我进行全面否定的时候，我们很容易进入抑郁的状态。

从马斯洛的角度来说，如果一个人能够找到自我、拥有自我，给自我生命以自由，我们就不易陷入抑郁的状态。

我们再来了解一下罗杰斯提出来的价值条件化。从存在主义的角度来讲，我们每个人都是一个存在者。作为存在者，如果我们处于一个无对错的世界，不论是好人坏人，每个人的价值都是等值等价的，没有什么区别。

但是当你在进入一个有对错的社会之后就不同了，所以你的价值是有条件的。在父母那里，或者在我们的社会、学校、家庭里，我们慢慢地就会认识到，作为个人，我们每个人的价值都是有条件的。也就是说，只有你的言行符合文化价值取向，是正确的、美的、道德的，你才是有价值的。如果你的言行是错的、丑的、差的，你就是没有价值的。

人本主义认为，我们的价值条件会让我们对自身没有价值的部分受到特别的关注，从而导致我们认为只有当自己符合主流价值、符合主流文化、符合父母希望的条件时，我们才是有价值的，才是有意义的。除此之外，我们就是没价值、没意义的，甚至否定自己的存在，以至于导致抑郁的产生。

认知行为疗法对抑郁的理解

认知行为疗法的代表人物贝克认为，作为个人，我们之所以会抑郁，是因为我们在遇到一个事件的时候，往往会有一些负性的思维。而这种负性的思维来源于我们对自己的一些负性假设，这些假设就源自我们早年的信念。因此，认知行为疗法认为，如果要去追究我们的情绪和行为，就要追究早年的核心信念（如图 2–5 所示）。

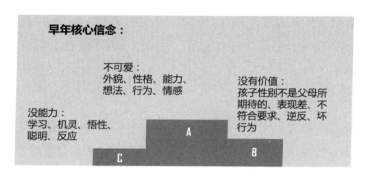

早年核心信念：

不可爱：
外貌、性格、能力、
想法、行为、情感

没有价值：
孩子性别不是父母所
期待的、表现差、不
符合要求、逆反、坏
行为

没能力：
学习、机灵、悟性、
聪明、反应

A

C

B

图 2-5　早年核心信念与抑郁的联结

早年的核心信念决定一个人是否会抑郁，主要包括三大类核心信念：（1）你可不可爱；（2）你有没有价值；（3）你有没有能力。

如果一个人觉得他是可爱的，他是有能力的，他是有价值的，这个人肯定不会抑郁；从另一个角度来看，如果一个人觉得他既不可爱，也没有价值，还没有能力，他就容易陷入抑郁。

那么，一个人觉得自己可不可爱、有没有价值、有没有能力，与我们早年和父母的互动相关。如果我们在父母的眼里是可爱的、有价值的、有能力的，那么我们在之后的人生中，对自己都是会充满信任的，都会是很积极、阳光、正面的。如果这三个方面都是否定的，那恐怕我们就会觉得生命是无力的，然后会很自卑，遇到一些重要事件、重要的坎过不去的时候，可能就会发展成抑郁。

可不可爱会涉及的方面包括：你的外貌、你的性格和能力、想法、行为，还有你的情感，这些都会成为父母评价你可不可爱的考量因素。

有没有价值会涉及的方面包括：你的性别是不是父母期待的、你的所作所为是不是父母期待的、你的整体是不是符合父母的要求、你听不听话、你有没有好的行为，这些都是父母评判你有没有价值的一些考量因素。

有没有能力会涉及的方面包括：你的学习能力、你的悟性、你的智力、你的反应能力、你解决问题的能力，这些都会成为父母判断你有没有能力的一些考量因素。

所以，这三类早年的核心信念会决定你会不会抑郁。

精神分析对抑郁的理解

我们知道，精神分析把我分成本我、自我和超我三个部分，超我代表道德的部分和父母的要求部分。下面，我们介绍一下精神分析的三个派别对抑郁的理解（如图 2-6 所示）。

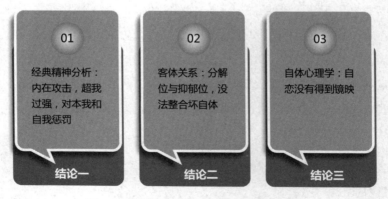

图 2-6　精神分析三个派别对抑郁的理解

经典的精神分析认为，如果超我过强，我们就会对自我和本我不满意，进而就会对本我和自我进行惩罚。因此，当我们对自己不满意的时候，我们就会惩罚自己。

例如，有些孩子会自伤自残，因为他的超我太强，当他觉得自己表现不好，自己达不到父母的、学校的甚至道德的、社会的要求的时候，他们的超我就会对自己进行惩罚。自伤自残就是惩罚的一个部分，这个部分又会发展成攻击，然后会发展成对自我的攻击。因此，经典精神分析认为抑郁就是超我对自我的内在攻击。

客体关系是精神分析的另一个派别，其先驱人物是梅兰妮·克莱因（Melanie Klein）。克莱因认为，人最早会经历两个过程：一个是分裂过程，另一个是抑郁过程。

我们会把自我分裂成一个好自我和坏自我，外在的是好客体和坏客体。然后我们把这个好和坏分裂开，让我们好受一点。随着我们慢慢长大，我们就会觉得好自我和坏自我都是我们自己。

好客体和坏客体也是基于客体意识，如果得不到整合，即好自我不能去接纳坏自我、好客体不能接纳坏客体，我们就会进入抑郁状态。

因此，客体关系流派认为，一个人之所以抑郁，是因为他不能接受自己不好的部分，不能把好和不好整合在一起。

第三个派别是自体心理学。自体心理学的开创者海因茨·科胡特（Heinz Kohut）认为，抑郁往往与自恋有关系。如果一个人的自恋能够得到父母任何恰当的回应与敬意，那么一般来说这个人就能发展成一个自信、具有创造力、充满能量的人。

如果一个人儿时的自恋没有得到父母的注意或者承认，父母对自恋是打压的、是否定的，他往往就会发展成自恋的解体，然后就会进入抑郁的状态。

上述就是经典精神分析、客体关系和自体心理学这三个精神分析流派对抑郁的理解。

抑郁与文化

接下来，我们再来看抑郁与文化的关系。

第一，中国文化是特别强调孝道的。只要父母健在，我们就要听从父母的要求、顺从父母的意见；要遵循组织，尊重祖先，尊重父母，要把自己贡献给我们的父母。当我们觉得我们没有按照文化的要求去做的时候，就会担心父母会否定我们，所在文化也会否定我们，甚至整个社会都会否定我们。一旦从外在的否定发展到对自我的否定，我们就会抑郁。

因此，我们的文化往往要求我们每一个人都要服从父母，孝顺父母，这就使我们容易失去自我，容易否定自我。

第二，我们的文化是追求优秀的文化，比如追求圣贤。那么，追求圣贤的结果就是要求我们每个人都要实现卓越。如果你没有实现卓越，父母和社会就会否定你，老师也会否定你，此时他人的否定可能会发展成自我的否定。

第三，我们的父母往往非常关注孩子做得不够好的地方、做得不足的地方，甚至有缺陷的地方，然后要求孩子把这些改正过来，这样孩子就可以成为完美的孩子。显然，孩子是很难做到的。如果你做不到，父母就会否定你，所以我们的文化是一种追求高超我的文化，是一种崇尚孝顺父母的文化，是一种追求圣贤的文化。

如果遵从这样的文化理念，一个人就容易发展出极高的自我否定。

重要他人的否定给孩子带来的创伤

我们前面说过，抑郁是自我否定的结果，而自我否定往往源于重要他人的否定，重要他人的否定往往会给孩子带来创伤。

当然，当父母否定孩子的时候，他们有可能去攻击孩子、惩罚孩子，这些伤害在孩子今后的成长过程中就会显现出来（如图 2-7 所示）。

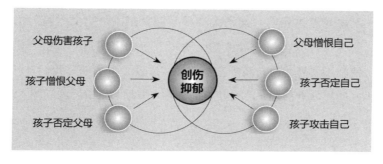

图 2-7　重要他人的否定给孩子成长带来的不良后果

重要他人的否定主要会造成以下六种后果：

- 父母伤害孩子；
- 孩子憎恨父母；
- 孩子否定父母；
- 孩子憎恨自己；
- 孩子否定自己；
- 孩子攻击自己。

因此，在父母不断否定孩子的过程中，在一个人不断进行自我否定的过程中，往往会诱发自我伤害。如果想对抑郁进行干预，可能就要处理这些由否定所带来的一系列创伤。

综上所述，抑郁发生在一个有对错的世界里，把我们生命的力量压制住，而这股压制的力量往往是超我的力量；且这股超我的力量往往是以父母为代表的重要他人在我们的成长经历过程中对我们做出的一种否定，这往往会导致自我否定；然后部分的否定会发展为全面的否定，最终导致抑郁。

上述观点为我们后面解决抑郁问题奠定了一个非常重要的基础。既然抑郁是由否定导致的，所以了解如何塑造一个恰当的超我，使其不发展为对自我的全面否定，以及了解如何对我们自己身上不好的部分进行接纳、展开资源取向，都是非常重要的问题。

SELF
HEALING

AND PSYCHOLOGICAL INTERVENTION
FOR DEPRESSION

第 3 章

如何应对抑郁：抑郁的自助与他助

3章 如何应对抑郁：抑郁的自助与他助   033

　　从第 2 章中我们了解到，抑郁是一种自我否定，对我们的生命力进行全面的压制、压抑。我们也看到，我们的生命力之所以会被压抑，是因为在早年我们曾经经历过否定。例如，父母对我们的否定发展到了对自我的否定，由此产生了对我们生命力的压制，然后导致了我们的抑郁状态。

　　患上抑郁症之后，我们怎么去面对自己的抑郁、怎么依靠自己从抑郁里面走出来呢？下面我们先来讲一下抑郁的自助，然后再讲一下抑郁的他助。

抑郁的自助

　　对抑郁的自助，包括：针对抑郁本身的自助、针对父母否定的自助、针对父母否定所导致的创伤进行自助、针对成为自己的自助、针对自我否定的自助、还原、寻求帮助，以及自我调节。

针对抑郁本身的自助

　　针对抑郁本身的自助如图 3-1 所示。

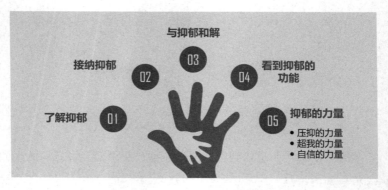

图 3-1　针对抑郁本身的自助

第一，我们应掌握抑郁的概念，了解抑郁在我们的生命里会有一个什么样的呈现。

第二，我们要尝试着接纳抑郁。当我们的生命处在抑郁状态的时候，当我们去理解这些过程的时候，我们要尝试着慢慢去接纳我们的抑郁状态。

这些抑郁状态就包括那些出现在诊断标准里的所有症状，如睡眠障碍、进食障碍，甚至产生自杀念头。这时候，我们越想从抑郁里走出来，抑郁的部分就越难和我们分离。

第三，我们对抑郁的接纳是非常重要的。如果无法从抑郁中走出来，我们就看看我们的身上到底发生了什么，看看我们的情感、我们的思维、我们的意志都处在一个什么样的状态。我们慢慢地去接触自己现在的状态，然后与它们和解。

我们要想与抑郁和解，除了接纳抑郁之外，首先就要与自我否定和解。比如说，我们会觉得自己的颜值低、体重不达标、性格不好、才能不佳，我们要和这些自我的部分和解。

其次，我们要与早年父母对我们的否定和解。

如果有了这两个部分的和解，那么我们与抑郁的和解才可能完成。

所以，在我们理解抑郁、接纳抑郁的过程中，很重要的一点就是要与对自我的否定和早年父母对我们的否定和解。

第四，我们同样要看到抑郁在我们的家庭系统里的功能到底是什么。

家庭治疗往往会从系统观来看抑郁问题，即如果一个家庭有一名成员患有抑郁症，有可能是因为家庭系统里需要抑郁。就像我们在第 1 章讲过的，有时我们之所以抑郁有可能是因为希望从父母那里获得一些对我们的认同。

了解抑郁的功能，会帮助我们从更中立的角度来看待抑郁，对我们接纳抑郁、与抑郁和解会起到很重要的作用。例如，如果我们认为父母患上抑郁是不好的，我们要代替父母抑郁，当我们抑郁的时候父母就不抑郁了。这种想法本身就体现了抑郁的功能性。所以，我们恐怕要更多地从抑郁的功能这一角度来看待抑郁。

第五，我们要看到抑郁的力量。我们可以从以下几方面看到抑郁的力量是如此强大。

我们的生命力是指向自我实现的，即所有的生命在本能上都是

·

把自己的潜能最大化的。而抑郁的力量会压制生命力、压制潜能。

我们会看到，几乎所有患有抑郁症的人的超我都是特别强的。也就是说，当我们处在抑郁状态的时候，我们的自我都是很弱的，超我是很强的，甚至会发展到超我不允许自我和本我存在的地步，超我甚至会否定其本身，这也是抑郁力量的一个部分。

抑郁的人觉得自己不行，觉得活着没有价值，觉得自己一无是处，这也是抑郁力量的一部分。而且这种力量 / 信念不会轻易被他人或心理干预削弱，甚至只有药物才能把这种力量减弱。因此，认为自己不行、不看好自己的背后是有一股无形的推动力（抑郁的力量）的。

就像有些来访者经常对咨询师说的，他很不自信。而我会让他看到在他的不自信里面其实还有自信，他对自己强烈不自信的表现反而是很自信的表现。所以，抑郁症患者的生命能量都是很巨大的。也就是说，一个生命体之所以生病，是因为有额外的力量把生命的潜能压制住或者破坏掉。所以生命本身就意味着力量。

此外，心理有问题的、有冲突的人要和冲突做斗争，也要和症状做斗争。斗争的本身也是一种力量，他们内在的力量都是非常巨大的。

针对父母否定的自助

我们如何针对父母否定展开自助呢？我们可以参照如图 3-2 的步骤来处理。

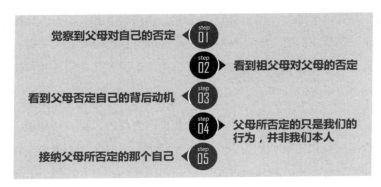

图 3-2　针对父母否定的自助

第一，觉察到父母对自己的否定。我们最先看到的是自己对自己的否定。然后我们再回溯自我否定的时候，会看到自我否定里面几乎都会有早年父母对我们的否定。

我们不禁要问，父母对我们的否定又从哪里来呢？父母也会对他们自己进行否定。也就是说我们否定自己，父母否定我们，父母也否定他们自己。

第二，看到祖父母对父母的否定。我们看到，在我们的代际关系里，亲子关系互动往往体现为由上一代的否定发展到下一代的否定。所以当我们看到这种否定的传承性时，我们就能与上一代人产生更多的联结，因为我们知道父母在其早年也经受过来自他们的父母的否定。

第三，看到父母否定自己背后的动机。父母为什么要否定我们呢？因为否定的背后有一个良好的动机，也就是说父母会否定我们身上的那些他们不看好的部分，他们觉得有危害的部分，或者是对我们有妨碍的部分。他们希望通过否定让我们身上不好的部分能够消除，希望我们身上能够有更多积极的东西。我们要看到父母否定背后的良好愿望和动机。如果能做到这一点，我们对父母的否定恐怕就会有更多的理解了。

第四，认识到父母所否定的只是我们的行为。我们要知道，父母否定的仅仅是我们的行为，而非我们本人，但父母的否定经常会从我们的行为上升到我们本人。

例如，我们一道题没有看清楚做错了，没有看清一道题只是一个行为，但是父母会将之上升到你是个马虎的人，将来就没有出息。因此，我们经常也会从否定自己的行为发展为对我们本人的否定。

第五，接纳父母所否定的那个自己。对于父母所否定的部分我们去接纳即可。如果我们想避免变成父母所否定的那个人，我们就需要做心理学上的自我接纳的练习。

例如，如果父母从你小的时候就认为你是个马虎的人，那你如何进行自我接纳练习呢？下面我们将对其进行说明。

如果你的父母一直认为你是个马虎的人，那么你可能会对父母的观点表示出不服气、不同意，想把马虎的毛病改掉。可你会发现，就算自己时常经受父母的否定和自我否定，你还是会经常粗心大意。相反，你可以对自己说："如果我就是父母认为的那样，是个粗心的人，我也同意。"当你能说同意的时候，粗心对你来说可能渐渐就没那么难以接受了，这就是对父母否定的接纳。

针对父母否定所带来的创伤进行自助

我们曾经说过，抑郁是经历一系列创伤的结果，父母对孩子的否定会给孩子带来创伤。

关于如何对父母否定所带来的创伤进行自助，我们可以参照图3-3。

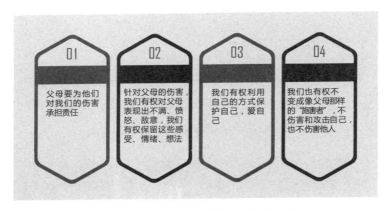

图 3-3　针对父母否定所带来的创伤进行自助

第一，有些父母的教育方式不当、教育方式不好，会给孩子带来创伤。这是父母要承担的责任，他们做错了，就要承担责任。

第二，就父母给我们曾经造成的伤害，我们有权对父母表现出不满、愤怒甚至敌意，我们也有权保留这些感受、情绪和想法。我们也要接纳这些情绪与想法，不要因觉得它们与孝敬父母、孝文化甚至道德不相符就千方百计地想把这些想法、情绪压制住。

第三，我们也有权按照自己的方式来保护自己、爱护自己，这是因为我们是生命体，我们和父母在人格上是平等的，在生命的尊严和地位上也是平等的。

第四，我们也有权不成为像父母那样的"施害者"，我们也可以用不伤害、不攻击自己，同时也不用伤害、攻击父母的方式来表达我们的情绪与想法。

上述四点是处理创伤的一些非常重要的技巧。

针对成为自己的自助

同时，我们要针对"成为自己"采取一些行动（如图 3–4 所示）。我们只有成为自己，成为我们想要的自己，我们的生命才有能量，我们生命的潜能才不会被压制住。

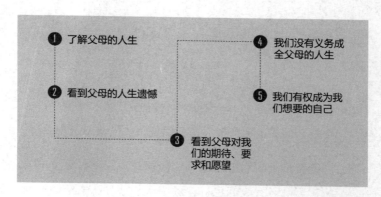

图 3–4　针对成为自己的自助

第一，我们要了解父母的人生。了解父母的人生的目的就是要与父母和解。

第二，我们要看到父母的人生缺憾。有时候，父母人生有缺憾，会让我们来弥补。但我们要知道，我们没有义务去弥补父母的人生缺憾。

第三，我们要看到父母对我们的期待、要求和愿望。我们当下的努力方向是不是满足父母的心愿？我们一生当中大多数的努力，是不是为了博得父母一笑，希望他们对我们所做的事情满意？当我们的潜意识在指挥自己这样做的时候，我们人生的目的恐怕就是在实现父母所盼，我们就容易迷失自我。

第四，我们没有义务和责任去成全父母的人生。不论他们的人生有多少缺憾，不论他们对我们有多少期待、要求、愿望，这都是他们的事情。我们可以不去弥补他们的缺憾，也可以不去实现他们的愿望，我们在这些方面对父母没有义务。

第五，我们有权成为我们想要的自己。也就是说，如果我们能为自己的人生使命来承担责任，我们就可以找到自我了。

针对自我否定的自助

如图 3-5 所示，自我否定与父母对我们的否定是有关系的，找到二者之间的联系，我们就能做到与自我否定的和解。

就像前面我们说的，行为有好坏之分，但是我们不能因为一个人犯了错误就对他全盘否定。做错了事，我们就去承担责任，改了就没问题了。

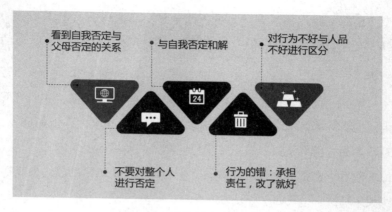

图 3-5　针对自我否定的自助

还原

我们在进行抑郁自助的时候，还可以通过如图 3-6 所示的还原法来应对。

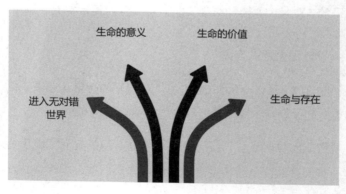

图 3-6　还原

当我们的超我特别强大的时候，我们对"错"就会表示不满，然后我们对"错"就开始否定，从对行为错误的否定发展到对自我的否定。当我们对整个自我都否定之后，我们就会处在抑郁的状态。因此，要想从抑郁的压制力量中解脱出来，我们就要让自己进入无对错的世界。

当我们进入无对错的世界时，这个世界就没有对错了，压制我们生命潜能的力量就没有了，抑郁就被治愈了。

因此，我们需要在一个无对错的世界里重新审视自我。我经常会让来访者自己去思考小草的意义和价值是什么？万事万物作为生命的存在的意义和价值是什么？

我们可以问问小草问问花朵，问问蚂蚁问问蜜蜂，问问它们的"人生意义"是什么；问问它们的"人生价值"是什么；问问它们来到这个世界上的目的到底是什么？

当我们尝试和这些无对错的生命进行对话的时候，我们慢慢就进入了一个无对错的世界，我们慢慢就可以看到生命的力量。

所以，我们经常会问我们的人生是否有价值，我们会把赋予人生很高的意义、很高的价值。

当我们在我们的人生中找不到那么多的意义和价值时，或者只找到很少的意义和价值时，我们就很难有活下去的勇气了。

所以当我们处于抑郁状态的时候，我们要去进行深度思考的是：作为生命体，我们存在的意义和价值到底在哪里？

寻求帮助，利用资源

在抑郁自助中，还有一点就是要寻求帮助，利用资源（如图 3-7 所示）。

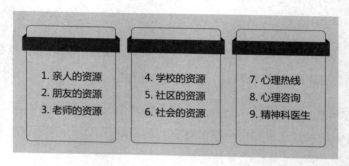

1. 亲人的资源	4. 学校的资源	7. 心理热线
2. 朋友的资源	5. 社区的资源	8. 心理咨询
3. 老师的资源	6. 社会的资源	9. 精神科医生

图 3-7　寻求帮助，利用资源

当我们陷入抑郁的时候，我们对这个世界是无望的，对他人也是失望的。所以这时我们很少能看到资源，也不想去利用资源。因为我们不信任他人，也不信任这个世界，我们不认为别人能解决我们的问题。

其实，对抑郁症患者来说，或者对我们每个人来说，都是有很多资源可以利用的。除了我们身边的资源（如我们的亲人、朋友、老师、同学）以外，学校、社区、社会上的资源也可以利用，如拨打咨询热线、向学校的心理辅导员求助、向心理咨询师咨询、到医院看精神科医生……这些都可以成为我们解决抑郁的一些方法。

自我调节

自我调节也是抑郁的自助方式之一（如图 3-8 所示）。

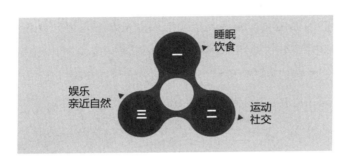

图 3-8　自我调节

一是我们要把自己的睡眠和饮食问题解决好，也就是说尽量不要熬夜，保证一日三餐的膳食均衡。

二是我们可以选择一些运动项目，运动是可以消除抑郁的，在力所能及的情况下，我们要多运动一些。同时，多进行社交活动。社交能帮助我们和社会上的其他人建立有意义的联结，这会增强我们内在的生命动力。

三是我们要多去亲近自然，选择一些娱乐活动，做自己喜欢做的事。

抑郁的他助

我们再来探讨一下抑郁的他助。

抑郁的他助主要包括精神科治疗、心理咨询和治疗两部分。

精神科治疗

我们前面说过，中度和重度抑郁症患者都可以选择精神科治疗。但是一些处在抑郁状态的人会担心药物会不会有副作用，副作用是不是比抑郁症状更可怕，所以他们就会拒绝服药。

目前用于临床用的抗抑郁药大概有 20 多种，可供我们选择的种类还是很多的（如图 3-9 所示）。现在的抗抑郁药相对来说都是非常安全的，也就是说，即使你没有抑郁症，你吃了它也不会有太大的妨碍。有些人会认为，我吃了抑郁药会把脑细胞吃坏了，其实不是这样的；恰恰相反，所有的抗抑郁药都是能够保护我们的脑细胞的。从医学的角度看，我们之所以会抑郁就是因为我们大脑中一些单胺类的神经递质减少了。我们吃抗抑郁药的目的就是提高这些单

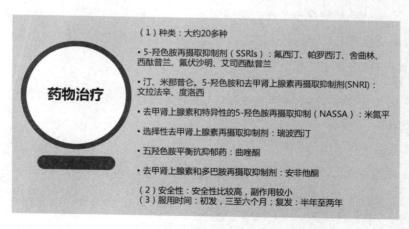

图 3-9　药物治疗抑郁症

胺类的神经递质水平，这样我们的抑郁状态就会改善。

有些人问我吃药要吃多长时间？一般来讲，第一次吃药要吃三个月或者半年；如果第一次感觉很好，后来又复发了，需要吃到半年或者是两年，每个人的情况是不同的。

有些人得了比较重的抑郁症，他吃了药以后感觉情况好转了，然后就不吃了，于是很快就复发了。

因此，一旦你选择开始吃抗抑郁药，至少就要坚持三个月，然后在医生的指导下慢慢减药或者是停药是比较合理的。

除了服药，无抽搐电休克治疗及经颅磁刺激治疗也属于精神科治疗的范畴，是医院精神科常规的理疗手段（如图 3-10 所示）。

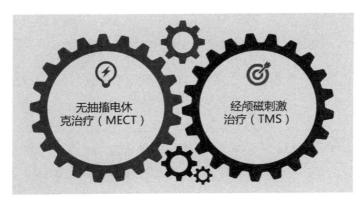

图 3-10　精神科常规的理疗手段

心理咨询和治疗

我们曾经说过，抑郁是由否定（自我否定和早年重要他人的否定）导致的。所以，心理咨询师或治疗师在做咨询与干预的时候，需要做如图 3-11 所示的事情。

需要做的事情

1. 无条件积极关注：资源、认可、欣赏
2. 共情：存在感、重要感、价值感
3. 平等：找到身份的价值
4. 尊重：找到生命的尊严
5. 探索早年核心信念：可爱、能力和价值
6. 探索价值条件化：父亲或母亲对子女的价值感所附加的条件
7. 探索家庭文化的影响：重男轻女、光宗耀祖
8. 探索父母或家族的期待以及自己的人生使命
9. 探索人生的意义和价值
10. 探索生命的意义和价值
11. 探索自我否定和拒绝
12. 与自我否定和解，与父母的否定和解

需要注意的事项

1. 多资源，去缺陷
2. 多认可，去否定
3. 多接纳，去要求
4. 多共情，去评判
5. 多尊重，去改变
6. 多中立，去好坏
7. 多平等，去等级
8. 多自由，去控制
9. 多权利，去义务
10. 多本我，去超我
11. 咨询的伦理与法律

图 3-11   心理咨询或治疗需要做的事情和注意事项

在进行心理咨询与干预时，心理咨询师或治疗师要做到以下几点。

1. 我们要无条件地关注来访者积极的方面。我们要关注来访者好的方面，而不是盯住他抑郁的、有缺陷的、不好的方面。我们越是要去关注来访者积极的方面，来访者的抑郁就越能得到有效的干预。这种做法是人本主义疗法所提倡的，对抑郁症来说疗效比较好。

2. 我们要和来访者共情。共情能给一个人带来存在感、重要感

和价值感，这些都是抑郁的人所缺少的。

3. 平等。我们要以平等的方式对待来访者，只有平等了之后，他才能找到身份的价值感。

4. 尊重来访者也是很重要的，要帮助他找到作为生命体的尊严。

5. 探索抑郁者的核心信念——他们认为自己是不是可爱，自己有没有能力，自己是不是有价值。我们要回溯，去探索这些信念。一般来说，抑郁者都觉得自己不可爱、没能力，也没价值。作为咨询师，我们的任务就要让抑郁的人觉得他们在我们这里能感觉到自己是可爱的，自己是有能力的，也是有价值的，这样我们才能够去疗愈他们。

6. 探索价值条件化，即探索抑郁者过去需要怎么做才能得到父母的认可和肯定。所以，我们看到来访者在父母那里要得到认可和肯定，或者说要让父母满意、让父母觉得他有价值是有条件的。

　　那么我们在做咨询的时候，就要去探索这些价值条件化到底都有哪些。同时，我们需要打破这些价值条件化。因为人的意义和价值是无条件的，所以要把这些价值条件化去掉。

　　同样，我们也要让来访者觉得不论他在我们这里如何表现，我们都觉得他是有价值的，这样价值条件就没有存在的空间了。

7. 探索家庭文化的影响。比如说，来访者的家庭里是否存在重男轻女的现象；如果来访者是男性，就要考虑父母或家族对他的期望是不是很高，如需不需要他光宗耀祖等。

8. 探索父母和家族给予来访者的期待和他的人生使命是什么。

9. 探索人生的意义和价值。例如，来访者认为他的人生怎么过才有意义，才有价值。

10. 探索生命的意义和价值。

11. 探索来访者的自我否定和拒绝都有哪些。

12. 让来访者最终能与自我否定和解，与父母对他的否定和解。

对于抑郁的来访者，我们还要注意以下事项。

1. 要多多关注身边的资源，不要去盯住缺陷。

2. 要多对他认可，不要去否定。

　　有时我们在不经意间就会对来访者表示否定。比如，一个抑郁的人说他天天没有力气，每天都想在床上睡觉，然后我们就告诉他，你需要做一些活动，你需要多去锻炼。

　　我们要求他去活动，要求他去锻炼，这本身恐怕就是对他的否定，对他目前不活动不锻炼的一个否定。

　　导致来访者陷入抑郁状态最主要的根源就是否定，如果咨询师或者精神科医生在咨询或治疗过程中仍然去否定来访者，恐怕我们就很难能帮助到他。

3. 多接纳，少要求，尊重他所有的状态。如果你觉得浑身没力就躺在床上，如果你觉得吃不到三顿饭就吃两顿饭，甚至有时候吃不到两顿饭就吃一顿饭也没关系。让他做力所能及的事情，我们不去要求他去做超出他能力之外的事情。

4. 多共情，少评判。有时候来访者会觉得这个世界很灰暗，没人理解他，那么此时我们可能就去对他进行评判了，觉得来访者太悲观了，或者他的看法是不太客观的。我们要多共情，看到他觉得对这个世界失望，对他人失望，对自己无力，感觉到无助就是共情。我们越能对他产生共情，就越能帮助他战胜抑郁来访者。

5. 多尊重，少改变。我们经常喜欢去改变来访者。

　　我们希望抑郁者的睡眠能改善一下，多吃一点，多活动一些，抑郁的心情能好一些，但这些改变不是一蹴而就的。我们越是尊重来访者目前的抑郁状态，他越有可能接纳自己。

6. 针对抑郁的这些症状，我们要站在中立的角度去看待，这样做能够较好地帮助来访者缓解抑郁症状。

7. 多一些平等，少一些等级。我们和来访者的关系越是平等，我们越能找到自我存在感和价值感。

8. 多自由，少控制。我们要给来访者自由，自由对我们所有的人来说都是有非常重要的价值的，对抑郁者来说也不例外。

9. 多权力，少义务。我们知道抑郁者的超我特别强，所以他们会尤其强调义务，我们要向抑郁者多强调，他的权力有哪些，他应该获得的利益有哪些，从而把这些义务和责任慢慢弱化一些。

10. 多本我，少超我，就是要强调本我的合理性，对超我的部分要弱化一些。

11. 作为咨询师，我们要注意咨询的伦理和法律问题。在咨询的伦理中，我们要格外注意保密例外。例如，如果一个人想自杀，咨询师就不能保密，这是咨询的伦理。

从法律的角度来看，如果该保密的我们没保密，不该保密的我们保密，都会使我们卷入法律纠纷。

因此，我们在展开咨询工作时要严格遵守咨询伦理，该转介到医院的一定要转介到医院，该通知父母的就要通知父母，这些都是保密例外所涉及的内容。

抑郁症患者家人能做些什么

如果我们的家人得了抑郁症，我们能做些什么呢？下面我为大家提供一些建议。

1. 对于患有抑郁症的家人，我们要表明乐于为其提供帮助的意愿，我们要去多倾听。在倾听的时候，我们不做是非好坏的判断，因为抑郁症患者最怕否定。我们可以主动提供一些支持，这是非常重要的。

2. 多去了解一些有关抑郁症的知识。抑郁症的相关知识了解得越多，越能帮助到我们的家人。

3. 鼓励家人寻求专业人员的帮助。因为抑郁症患者往往不太愿意主动寻求帮助，所以此时我们就要鼓励他们去做心理咨询、看精神科医生；可以向其提出建议，并陪同家人一起去医院。

4. 协助抑郁者在日常生活中多做一些力所能及的事情，尽量让他坚持规律的饮食和睡眠习惯，这对他是非常重要的。

5. 邀请患有抑郁症的家人外出运动和参加社会活动。大家注意，是邀请而不是要求家人做这些事。比如，我们经常会督促患有抑郁症的家人多出去活动，多出去散步，多去见见阳光，多出门，多去社交。表面上看，是在帮助我们的家人，实际上我们对抑郁的家人的任何要求，在随后都会给其带来否定。因此，如果想为他们带来帮助，千万不要向他们提要求，而是邀请他们多运动，多出门，多参加一些社交活动。如果家人愿意接受我们的邀请最好；如果他们拒绝了我们的邀请，我们也尊重他们的意愿。

6. 鼓励家人关注生活中积极的部分。同样，如果他们做不到，我们也不能去强迫他们去关注。要牢记，所有的要求和强迫都可能会给抑郁症患者带来否定。

7. 如果我们的家人有自残或自杀的念头，我们千万不能让他们独处。为了保证他们的安全，我们要向急救服务和专业的卫生保健人员寻求进一步的帮助。同时，要让危险药品、农药、尖锐的器皿、绳索、枪支等远离抑郁症患者的视线。

8. 在帮助家人的过程当中，我们也要照顾好自己。只有我们把自己照顾好了，我们才更有能力去帮助家人。我们要尽量让自己心情放松，做一些自己喜欢的事情。

SELF HEALING

HEALING

AND PSYCHOLOGICAL INTERVENTION
FOR DEPRESSION

第 4 章

预测与风险：自杀的心理评估

对心理咨询师和抑郁症患者的亲人来说，如何通过一些蛛丝马迹来评估患者自杀的可能性是非常重要的。

自杀的概念化

我们来看一看世界卫生组织对于全球自杀现状的调差所得出的一些结论，即全球的自杀率是多少（如图 4-1 所示）。

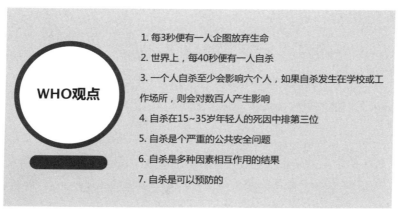

图 4-1　世界卫生组织有关全球自杀现状的观点

世界卫生组织有关自杀的观点

据统计，全球每 40 秒便有一个人自杀，每 3 秒便有一个人企图放弃生命，1 个自杀的人至少会影响 6 个人。如果自杀发生在学校或者工作场所，影响的人数恐怕会更多。自杀在 15~35 岁年轻人的死因中排第三位，所以自杀是一个严重的公共安全问题。

例如，在新冠肺炎疫情期间，有些孩子从上网课到地面课程开学这个阶段，可能会面对来自家庭、社会或学校的一些压力，并由此患上抑郁症，甚至选择自杀。由抑郁导致的自杀已变成整个社会的公共安全问题了。

自杀是多种因素相互作用的结果，并不是单一的因素导致的。原来我们非常看重生物学的因素，现在随着社会的发展，社会因素、心理因素越来越成为引起自杀非常重要的诱因，也越来越引起整个社会的关注。

本章的重点主要是剖析导致自杀的心理因素。

此外，自杀是可以预防的，这个观点非常地重要。也就是说，如果我们能够很好地预防，那么自杀率就可以降下来。

自杀的含义

文献中关于自杀的定义有很多，我把它总结成比较容易操作的含义，这样更易于记忆和看清自杀的本质。

自杀是一种什么样的行为呢？是一种杀死自己的行为，并且这种行为是故意为之的。所以我们就把自杀界定为：一种故意杀死自己的行为。当然我们来界定自杀行为的时候，一个至关重要的条件是自己杀死自己。但我们杀的仅仅是自己吗？一个人自杀，他杀死的除了自己之外，还"杀死了谁"？

我们除了自己之外，还是父母的孩子。因此，我们看到自杀实际上是"杀了"两个人，一个是自己，一个是父母的孩子（如图4-2 所示）。

很多时候我们能看到一个人把自己杀了，但是很难看到他把父母的孩子杀了。

我们每个人一半来自父亲，一半来自母亲，所以自杀的另外一个含义是，我们出于对父母的恨，在杀死自己的同时把父母的孩子也消灭掉了。

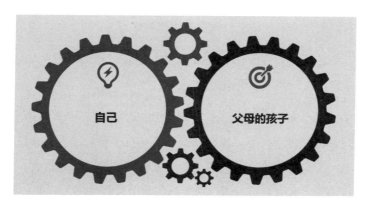

图 4-2　自杀者杀的是谁

自杀的类型

自杀的类型如图 4-3 所示。

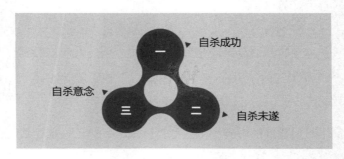

图 4-3   自杀的类型

类型一是自杀成功。如果说一个人因自杀死亡了，那么我们就称之为自杀成功。

类型二是自杀未遂。如果自杀不成功，我们就称之为自杀未遂。我们把自杀未遂和自杀成功都叫作自杀行为。

类型三是自杀意念。自杀意念指一些来访者会有自杀的念头，仅仅是想自杀，但没有付诸行动。

在接触个案的时候，我们就要区别来访者是仅仅有自杀意念，还是同时也有自杀行为。如果仅仅停留在自杀意念，并没有自杀行为的话，那么对于来访者来说，他所面临的风险就不是很大；如果既有自杀意念又有自杀行为，他所面临的风险就比较大。

也就是说，如果来访者仅仅有自杀意念，这恐怕还不能完全属于保密例外的范畴，比如一个来访者说他只是想自杀。自杀的意念每个人都会有，因此不能成为我们做保密例外的理由。

如果来访者的自杀意念很坚决，并有自杀行为的倾向，比如有自杀计划，准备好在什么时间去实施，想好用什么样的方法去实施，那这就属于保密例外的范畴了。

因此，当我们和来访者一起审视他的自杀意念时，一定不要忘记去探查他的自杀计划、自杀冲动，以及自杀行为。对于这些，我们了解得越彻底，之后的干预效果就会越好。

自杀的动力学

现在，让我们来看看自杀的心理学机制是什么。

生本能与死本能

依据弗洛伊德的理论，我们每个人都会有生本能和死本能（如图 4-4 所示）。

在生本能的作用下，当我们的生命受到威胁的时候，我们通常都是向外攻击的。比如在动物界，当动物的领地被侵犯的时候，它们的反应基本上就是向外攻击的。

如果我们的生命受到威胁，此时我们常见的反应会有三种，一个是战斗（向外攻击），另一个就是逃跑，还有一个是假死。所以，当一个生命体的生本能占主导地位的时候，他就会向外攻击。

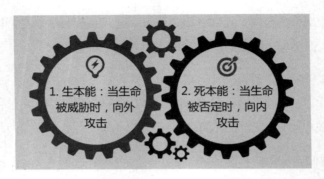

图 4-4   生本能和死本能

　　当一个生命体的死本能占主导地位的时候，就有可能会向内攻击。也就是说，当一个生命体"尤其是人类"的自我否定特别严重时，那么该生命体向外攻击的本能就很难显现出来，转而会对自己进行攻击。

　　这是精神分析中的一个非常重要的观点。也就是说，抑郁的人和自杀的人都是把攻击转向自身。

自杀的动力

下面，我们看一下自杀的动力有哪些（如图 4-5 所示）。

1. 自杀是把自己杀掉。因此，自杀是一种追求对生的否定，也就是对死亡的追求。

2. 我们在第 2 章曾经说过，生命的本能是倾向于自我实现。为什么要把自己的生命结束掉？也许是源于对自己生命的仇恨，而这种仇恨往往根植于对自己父母的敌视。因此，在对

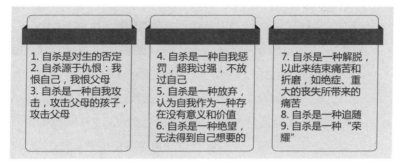

图 4-5　自杀的动力

自杀者进行干预时，我们要聚焦在仇恨上，要看看这种仇恨是从哪里来的，我们怎么与仇恨和解。如果我们能使自杀者与仇恨和解，恐怕我们在干预自杀时就会事半功倍。因此，要去探索自杀者内心当中的仇恨。

3. 自杀是一种针对自我的攻击。除了自我之外，我们每个人还是父母的孩子。也就是说，自杀不仅仅是把自己的生命结束掉，也是结束掉父母的孩子的生命。我们通过攻击自我的方式来攻击父母。

4. 自杀有时候是一种自我惩罚。我们小时候犯了错会被父母惩罚。当我们长大后犯错的时候，我们往往就会惩罚自己。当然我们的超我特别强的时候，我们恐怕就不会放过自己。也就是说，当我们觉得自己所犯的错误不可饶恕的时候，我们就会选择把自己结束掉。背后的原因恐怕是我们的超我太强了。因此，我们在干预自杀的时候，恐怕就要降低自杀者的超我，超我慢慢降下来之后，他可能就能够放过自己。

5. 自杀往往是一种放弃，即放弃生命。当我们把人生赋予非常高的意义和价值，但又得不到时，有的人就有可能会结束、放弃自己的生命。他会觉得没有意义的人生是不值得继续下去的。

　　这种对生命的放弃同样也是因为超我过强。

　　尽管一些优秀的人取得了很大的社会成就，但是他们觉得自己做得还不够，没有实现自己应该实现的意义和价值。最后他们也会走向自杀之路。我们会看到世界名人有不少自杀的，如有些文学家或者是艺术家。当他们在文学和艺术上追求不到自己想要的那种境界时，他们就有可能结束自己的生命。

6. 自杀是一种绝望。当某人无法得到自己想要的东西或结果而感到绝望时，他也会自杀。

　　例如，当一个人失恋了或者被自己喜欢的对象拒绝时，就会因为得不到自己想要的爱而对爱情绝望，然后对世界绝望，最后又对自己绝望，于是就有可能自杀。再比如，如果一个人没法从自己的父母那里要到自己想要的爱，他就会不停地索要、寻求父母的爱；如果最后还是得不到，他也有可能会自杀。

7. 自杀有时候是一种解脱，尤其是当人们所经受的痛苦和折磨已经无法承受的时候。有些人得了绝症（如艾滋病、癌症）后会选择自杀；还有在经历过重大丧失后，如父母、孩子的离世，如果没法接受这种残酷的现实，恐怕也会以结束自己生命的方式来得到解脱。

8. 自杀还是一种追随。比如，如果家族里有重要的亲人自杀，
他有可能也会以自杀的方式来表现对亲人的忠诚。

9. 自杀有时候是一种"荣耀"。比如说在战争中，有人会为了
战友、为了一场战役的胜利去自杀，此时的自杀就可能是一
种荣耀。

个案自杀风险评估

如果一个人说自己有抑郁情绪，他也流露出来了一些自杀的念
头，那么我们会来评估一下他是否有自杀的可能性或者严重程度有
多大（如图 4-6 所示）。

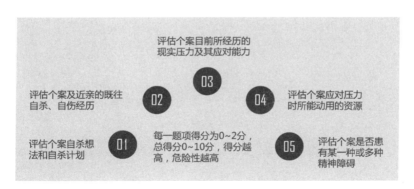

图 4-6　个案自杀风险评估

对个案的自杀风险进行评估，对预防、干预自杀会有帮助。该
测评具有五个维度，每一个维度满分 2 分，共 10 分。分数越高，个

案的自杀风险就会越大。

1. 评估个案自杀想法和自杀计划。仅仅有想法并不明显，如果有自杀计划，个案将自杀想法付诸实现的可能性就增加了。自杀想法和自杀计划都有了，个案在该维度上得 2 分；如果仅仅有自杀想法，得 1 分。

2. 我们要评估个案及其近亲的自杀、自伤经历。如果仅是个案过去有过自杀经历，或者仅是其亲人在过去有过自杀经历，得 1 分，如果个案及其亲属都有自杀经历，得 2 分。

3. 评估个案目前所经历的现实压力和应对能力。要评估个案近三个月内或者是近一个月内有没有很大的压力：身体健康是否出现问题，精神是否出现异常，学业是否受到影响，父母是否离婚等。不仅要评判压力，还要评判个案的应对能力。也就是说即使有压力，如果他的应对能力很好，这个维度也应该是 0 分。如果有压力，应对能力又差，恐怕就是 2 分。

4. 评估个案应对压力时所能动用的资源。这个维度主要评估个案在处理问题、应对压力时所能动用、拥有的资源有哪些、有多少，尤其是社会支持方面的资源。

5. 评估个案目前有没有一种或者多种精神障碍，比如抑郁症、分裂症、人格障碍、物质成瘾。

我们要把这五项加起来，看看个案得多少分，以此作为评估自杀风险的依据。

自杀线索

自杀是可以预防的，因为自杀者在自杀前往往都是有迹可循的。因此，我们可以通过寻找自杀的线索来判定或者推测某人有没有自杀的可能性。自杀线索通常包括以下 10 点。

1. 反复提及死或自杀的人，往往容易自杀。

   自杀危机干预的一个原则是，只要某人流露出了自杀的想法，我们都要当真。他真的不是说着玩或者以此来威胁他人。如果我们忽视这一线索，会导致很多严重的后果。

2. 突然整理个人物品写遗嘱等。有这种行为恐怕也要引起我们的高度警觉了。

3. 记自杀笔记。当然，一般日记不会给别人看了，但是现在互联网很发达了，我们会在微信朋友圈、微博里面记录自己的生活。如果某人在社交账号上发布了相关的自杀内容，我们就要高度重视。

4. 向他人交代后事。

5. 性格出现变化。若一个人原来很开朗，但最近突然变得很悲观、很抑郁、很冷漠，我们就要注意了。

6. 饮食习惯和睡眠习惯发生明显改变。例如，突然出现吃饭不规律或者是不想吃饭的现象，或者是整夜都睡不着觉。

7. 自杀未遂。比如说，一个人要自杀但没有成功，那么这种情况就要引起我们高度的警惕了，要好好去陪伴他。

8. 自我仇恨、无价值感和羞耻感很可能引起自杀。

9. 近期有重大丧失，如亲人离世、父母离婚、自己离婚或
   分居。

10. 感觉到孤独无助、绝望。例如，老年人自杀率之所以高，
    是因为他们非常孤独和无助。

自杀的高危人群

那么哪些人群的自杀风险比较高呢？自杀高风险人群一般包括
以下 10 类。

1. 精神疾病患者。患有抑郁症、成瘾障碍、人格障碍这三类精
   神疾病的患者往往属于自杀高风险人群。

2. 躯体疾病患者，如罹患重疾晚期的病人。

3. 从前有过自杀企图的人属于自杀高风险人群。

4. 有自杀企图或其他精神病史。

5. 离异、丧偶和单身人群。

6. 独居者、与社会隔离的人。

7. 失业或退休人群。

8. 童年居丧者，即在童年失去亲人的人群。

9. 经历过战争、遭受过暴力侵害、被虐待和歧视的人。

10. 被社会孤立的人。比如在遭遇某事件后，不被社会、家族、
    家庭接受的人。

自杀心理咨询注意事项

如图 4-7 所示，心理咨询师在为来访者进行自杀心理咨询时要注意以下事项。

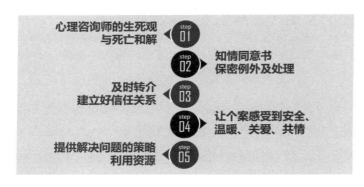

图 4-7　自杀心理咨询注意事项

1. 心理咨询师要处理好自己的生死观，即心理咨询师要与死亡和解。如果心理咨询师和死亡没有和解的话，当来访者谈到死亡时，咨询师可能会对死亡产生抵触、恐惧的情绪，也就没办法开展工作了。

因此，在做自杀心理咨询或自杀心理干预时，心理咨询师本人的心理建设要做足，尤其是要处理好与死亡相关的问题。

2. 心理咨询师要让所有来访者签订知情同意书。在签订知情同意书的时候，咨询师要明确向来访者交代保密例外相关内容。相关的准备工作做得越好，当来访者有自杀计划或行为的时候，我们就越能处理好。因为来访者知道，心理咨询师提前已经明确，如果来访者有自杀计划、实施自杀行为，心理咨询师是不能替来访者保密的。如果咨询师事先没有交代这一点，当来访者向咨询师说你不能将关于我自杀的事情告诉我父母时，恐怕咨询师就会很被动。

3. 一旦来访者有自杀计划或行为，咨询师就要及时转介。因为自杀是一个非常危险的举动，来访者必须立即住院。

4. 心理咨询师要和来访者建立一个非常安全、温暖、有爱、具有共情的关系，这对自杀的干预也是非常有帮助的。

5. 要为自杀者提供一些解决问题的策略，要为他提供一些可用的资源，包括心理危机热线。每座城市的精神卫生中心都会开设心理危机干预热线，所以心理咨询师需要备一份这样的心理危机干预热线电话名录，当来访者需要的时候，可以提供给他。

SELF
HEALING

AND PSYCHOLOGICAL INTERVENTION
FOR DEPRESSION

第 5 章

自杀的个体心理危机干预

有关自杀的干预可以分为个体心理危机干预和团体心理危机干预两类。本章我们介绍自杀个体的心理危机干预。

危机干预者需要明白的事项

危机干预者在对一名有自杀倾向的人进行干预之前，需要明白一些事项（如图 5-1 所示），这有助于干预者把这项工作做得更好。

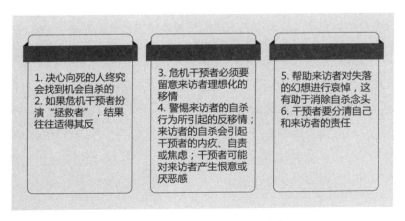

图 5-1　危机干预者需要明白的事项

1. 决心向死的人终究会找到机会自杀的。也就是说，在自杀者中有一些人会下定决心自杀。换句话说，无论我们用什么样的形式来挽救他们，他们最后都有可能还是要决定自杀。所以，为什么对我们危机干预者来讲，知道这一点很重要呢？因为当我们去为自杀者进行危机干预时，如果自杀者自杀成功了，我们的内心会有深深的内疚。而这份内疚和自责也会给危机干预者带来负面影响。有时，不论危机干预者付出多大的努力，对于有一些决心要死的来访者来讲，我们还是没法去拯救他。当我们明白了这一点时，有可能我们心中的内疚感就会减轻。

2. 咨询师只能对自杀者进行干预，不能把自己当成"拯救者"，否则很容易产生内疚或者是自责，尤其是当你觉得你没能有效帮助他的时候。当干预者扮演了一个拯救者的形象时，还会引起自杀者的对抗，他会觉得如果你成功了，他就失败了；如果你失败了，他就成功了。所以，危机干预者要避免以拯救者的姿态出现在自杀者的面前，从而减少自杀者对于危机干预的对抗或者是抵触情绪。

3. 要留意来访者理想化的移情。来访者有可能会对危机干预者有理想化的移情。如果咨询师接受了来访者的这份移情——来访者会认为咨询师完全有能力去拯救他。如果这份理想化转移到咨询师身上，如果咨询师没有很好地去处理，而是接受了来访者理想化的移情，恐怕咨询师就不会允许自己犯错。自杀者也可能不允许咨询师犯错，一旦来访者觉得咨询师做得不够，来访者就会对咨询师感到失望，然后就会更加坚定他们自杀的决心。如果咨询师能够处理好理想化移情，就会告诉自己：即使作为危机干预者，我们的能力也是有限的，我们能够帮助到来访者的地方也是有限的。咨询师虽然不能 100% 阻止来访者的自杀，但是我们可以理解他、了解他，与他产生共情，为他提供建议。当咨询师降低对自己的要求后，干预反而会起到作用。

4. 要警惕来访者的自杀行为会引起咨询师或者危机干预者的反移情。来访者的自杀会使咨询师对来访者感到愧疚，感到非常自责、内疚、焦虑。尤其是在干预的过程当中，咨询师觉得很无力的时候，或者说他没能有效地帮助来访者的时候，就有可能会对来访者产生这种反移情。另一方面，还要注意咨询师对来访者的另一种反移情，即咨询师在潜意识里可能会对来访者产生不满、厌恶或恨意，这有可能会诱惑或加速来访者的自杀。如果咨询师对来访者产生厌恶或者拒绝的情绪，咨询师在内心里恐怕就不再愿意去努力帮助来访者了，有可能会放纵来访者的自杀行为，或者是去强化他的自杀心理。所以，这两个方面的反移情都要觉察到、处理好。

5. 要去帮助来访者对他们的失落的幻想进行哀悼，咨询师越能帮助他们充分地进行哀悼，就越能够缓解他们的自杀念头。很多人自杀是因为他们的超我很强，如果他们对自己的理想化没有实现，他们就会产生丧失感。比如说，如果一个人未能实现父母或自己制定的目标，如学习目标、升学目标或职业目标，这对他们来说就是一种丧失。作为干预者要了解这份丧失，而且要去帮他们哀悼这份失落的幻想。在这一方面，我们处理得越好，对自杀者就会越有帮助。

6. 作为干预者，咨询师要分清哪些是自己的责任、哪些是来访者的责任，即咨询师要知道自己作为干预者的局限性。对于来访者来说，如果他从心底里十分坚持自己自杀的愿望，决心非常强烈，恐怕我们也很难把他的生命挽救回来。所以，要看到咨询师作为干预者的专业责任，以及来访者对自己的行为所承担的责任。责任越明晰，干预者对来访者的帮助就会越有效。

危机干预者需要采取的行动

如果一个人随时都有可能自杀，作为危机干预者，我们就要采取下列五项措施（如图 5-2 所示）。

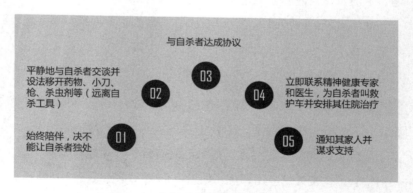

图 5-2　危机干预者需要采取的行动

1. 如果自杀者坚持要自杀，下定决心去死，或者是他要立即自杀，此时危机干预者要始终做好陪伴，不能让自杀者独处。哪怕你给他一个稍纵即逝的自杀机会，他都有可能会抓住这个空当突然又采取自杀行为。所以我们要做到 24 小时无间断的陪护，这样才能有效地防止自杀。

在这方面是发生过一些悲剧的，比如在学校里，如果自杀者只有一个同学的陪护，在这个同学上洗手间、买东西，或者是打饭的时候，自杀者都可能会在某一瞬间采取自杀行为。因此，对于决心要自杀的人，我们要派人 24 小时看守，不能让他独处。

2. 在看守自杀者的同时，我们要让他远离危险的物品，像一些药物、绳索、刀具、农药等都是要移开的。不然自杀者在冲动的一瞬间就会用这些东西来自杀。

3. 要与自杀者达成协议，让他签订一个保证不自杀的协议，让自杀者和我们达成共识。协议中要写明，在我们帮助他的时候，在我们为他提供咨询的时候，在我们对他进行干预时候，他要承诺不会去自杀。

4. 在这种紧急情况下，我们要联系医生或者救护车，安排自杀者住院。也就是说，只有在住院的情况下，我们才能让自杀者得到有效的医疗保护。所以在自杀者坚决要自杀、自杀意向特别强烈，又伴有抑郁症状的情况下，我们就要马上安排他去住院。

5. 如果是在学校、单位或者心理咨询机构，我们要及时通知其家人并谋求支持，以保证自杀者能够得到有效的保护和治疗。

有关自杀的误解

在进行自杀危机干预的时候，干预者有时候对自杀会有一些误解（如图 5-3 所示），所以我们在这里澄清这些误解会显得非常重要。

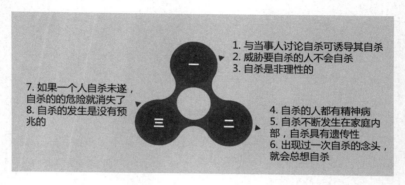

7. 如果一个人自杀未遂，自杀的的危险就消失了
8. 自杀的发生是没有预兆的

1. 与当事人讨论自杀可诱导其自杀
2. 威胁要自杀的人不会自杀
3. 自杀是非理性的

4. 自杀的人都有精神病
5. 自杀不断发生在家庭内部，自杀具有遗传性
6. 出现过一次自杀的念头，就会总想自杀

图 5-3   有关自杀的误解

第一，与当事人讨论自杀会诱导其自杀。在进行自杀危机干预的时候，或者是在做咨询的时候，我们都不知道来访者有没有自杀过。此时我们都会直截了当地去问他有没有自杀的念头，甚至有没有自杀的计划。我们针对当事人有无自杀想法的提问并不会导致他真的去自杀。如果你再去问他有没有自杀的计划，当事人也不会因为你这样问就产生了自杀的计划，或者是采取一些行动。所以不论当事人或者来访者有没有自杀的想法或者计划，我们都可以大胆放心地去问。

第二，威胁要自杀的人不会自杀。这是我们在心理咨询中经常会遇到的一种情况。有时父母会说，孩子说要自杀，只不过是说说而已，并不会真那么干；或者父母会说，孩子之所以想自杀是想达到某种目的，是想威胁父母，来让父母来满足他的需求。当然，父母可以这样认为，但是作为干预者、咨询师我们是不能这样认为的。我们的原则是，只要来访者在我们面前说出他的自杀想法，或者是流露出自杀的念头，我们都要当真。我们不能认为他表露出自杀意愿的做法是一种威胁的手段或者是要挟的手段，是为了达到某种目的。如果我们这样认为，有一些来访者真的会把自杀付诸行动。不论来访者出于什么样的原因或者动机，只要他们在接受咨询时说他想死，咨询师都得去认真处理和对待。

第三，自杀是非理性的。诚然，有一部分人的自杀是具有冲动性的，但相当一部分人在自杀前是谋划了很长时间的，是一步一步来实施的。

第四，自杀的人都有精神疾病。其实不是这样的。我们知道自杀的人常患有精神疾病，最常见的是抑郁症，精神分裂症也会导致自杀。患有酒精成瘾障碍或者边缘型人格障碍的人也很容易自杀，但是也有相当一部分自杀者是没有精神疾病的。比如说，有人会因为关系问题或羞耻感问题而自杀——有人为了证明自己的清白会在冲动之下选择自杀。因此，在这种情况下我们不能把来访者当成精神障碍患者来对待或治疗。

第五，自杀不断发生在家庭内部，自杀具有遗传性。自杀一般来说只是一个偶发的行为，并不是一个必然的结果。因此，自杀并不具有遗传性。

第六，出现过一次自杀的念头就总会想自杀。事实并非如此。但是有过自杀行为的人再次自杀的可能性和风险就会加大。

第七，如果一个人自杀未遂，自杀的危险就消失了。事实并非如此。有些人在自杀未遂后会反复寻求自杀，直到自杀成功为止，所以我们对自杀未遂的人千万不能掉以轻心。

第八，自杀的发生是没有预兆的。事实正好相反，几乎所有的自杀者在自杀之前都会有一些预兆，都会提供一些暗示或线索。因此，预防自杀一项很重要的工作就是加强对潜在自杀者的观察，包括他的言语、性格、举动。我们观察得越仔细，发现得越早，就越有利于预防自杀。

进行自杀干预时不要做的事

我们在干预自杀时有一些事是不能做的，具体如图 5-4 所示。

第一，不要去教训责备自杀者。尤其是在我们帮助他们的时候，我们会说"你们不应该自杀，还是要好好活着"，对吧？我们去劝告他"如果你自杀了，你的父母会很难受，你父母辛辛苦苦培养你不容易"，等等。恐怕我们越劝导自杀者，他们就越不会认同我们的观点，可能越会增加他们自杀的决心。

1. 不要教训、责备、劝告、评价和说教当事人
2. 不要批评当事人或他们选择自杀的行为
3. 不要就自杀的利弊进行辩论
4. 不要因当事人告诉你危机已经过去而被误导
5. 不要否认当事人的自杀意念
6. 不要让当事人独处、不受观察或缺乏联系

7. 在紧急阶段，不要诊断、分析当事人的行为后果对其进行解释
8. 不要反应过度
9. 不要为当事人的自杀保密
10. 在没有达到某种水平的共识之前，不要终止干预
11. 不要忘记进行随访（否则你可能会因此而被指控）
12. 不要忘记记录和备案

图 5-4　进行自杀干预时不能做的事

第二，不要批评当事人或他们选择自杀的行为。尤其不要去否定他的选择。我们一般会说，当然你觉得活不下去了，或者你觉得未来没有希望，你觉得没有办法摆脱你的痛苦，你会认为自杀是解脱，是解决这些问题的办法。但是，我们还要看看有没有其他的可能和办法。所以在这个时候，我们要对他选择自杀来解决自己问题的做法予以理解。来访者对此理解得越深、越到位，他对自杀的执念就越少，所以我们不要去批评他选择自杀的行为。

第三，我们不要就自杀的利弊进行辩论，比如说是自杀好还是活着好？此时最好不要对生和死的利弊进行辩论。我们越去做这样的辩论，他就越会去寻找否定活下去的意义和理由。

第四，不要因为当事人告诉你危险已经过去了就放松警惕，很多时候来访者是为了麻痹你。告诉咨询师他现在不再想自杀了，他已经想开了，已经放下，此时咨询师不要去轻信这种话，我们仍然要做好陪伴与陪护。要做到全方位的心理危机干预，直到来访者能够向我们敞开心扉，和我们坦诚交流。只要是展开了自杀危机干预，我们恐怕都需要为他们提供很长一段时间的帮助。

第五，不要否认当事人的自杀意念。就像我们在前面说的，当事人说想自杀的时候，有些父母就会说，他不是当真的，他是开玩笑的。有可能咨询师也会有这样的想法，认为他只不过是说说而已，于是就把这件事情忽略过去了。因此，只要当事人流露出自杀意愿，我们都要当真。

第六，在当事人有了自杀的意念和决心之后，我们恐怕就不能让他独处。我们要对当事人进行全天候的观察和陪护。

第七，在紧急阶段不要诊断。有些咨询师会对来访者说："你之所以想自杀是因为你抑郁了，如果你的抑郁症好了，你就不会想自杀了，所以你要积极地配合医生来治疗抑郁症。"此时最紧要的不是诊断，也不去要对诊断结果进行解释。

第八，不要反应过度。什么叫反应过度呢？例如，某位咨询师听到来访者谈论自杀，就觉得这是一件天大的事情，是件不得了的事情。当我们去了解他的自杀想法时，一定要进一步了解他有没有自杀计划，有没有自杀打算，准备在什么时间自杀。对于这些信息了解得越详细越好，越有利于我们对他进行干预，所以我们不要反应过度。

第九，不要为当事人的自杀保密。一旦当事人说他要自杀，而且有自杀计划的时候，我们绝对不能对此保密。

第十，在没有达到某种水平的共识之前，不要终止干预。我们在做咨询之前恐怕就要告诉来访者，我们能在来访者单方面觉得干预已经进行得差不多的时候终止干预，我们一定要进行彻底的干预；直到判定经过干预后，来访者的抑郁和自杀风险评估分数都降下来了，我们才能慢慢终止干预。

第十一，在对自杀个案进行干预后，我们不要忘记随访。

第十二，不要忘记记录和备案。记录得越详细越好。

自杀的干预策略及干预重点

自杀的干预策略，一是控制情绪的紊乱，二是降低自杀冲动的动机水平，这两个方面需要同时进行。由此，我把心理危机干预的重点工作总结成 15 个要点（如图 5-5 所示）。

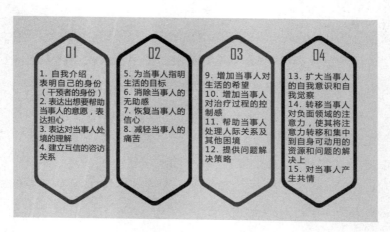

图 5-5   自杀干预重点

1. 干预者要自我介绍。

2. 干预者要表达出想要帮助当事人的意愿，同时干预者要表达
   出对当事人的担心。

3. 干预者应表达出对当事人处境的理解。

4. 干预者要与当事人建立信任关系。

5. 为当事人指明生活的目标，以消除当事人当时的轻生念头
   （如想跳楼轻生）。

6. 消除当事人的无助感。

7. 恢复当事人的信心。

8. 减轻当事人的痛苦。

9. 增加当事人对生活的希望。

10. 增加当事人对治疗的控制感。比如，在当事人知道干预者

的名字或主动放弃轻生行为后，要增加当事人对治疗过程的控制感。

11. 要帮当事人处理人际关系和其他困境。

12. 如果想让干预很有效，干预者可以给当事人提供一些解决问题的策略。

13. 扩大当事人的自我意识和自我觉察。

14. 转移当事人对负面领域的注意力，使其将注意力转移和集中到自身可动用的资源和问题的解决上。

15. 干预者要对当事人产生共情。

自杀干预案例分析

下面，我们借用一下《危机干预策略》第七版中的一个案例来进行分析。看看案例中的干预者遇到正要实施自杀行为的个案时，干预者是如何近距离地进行有效的干预的。

案例中正在进行自杀的个案叫黛博拉，危机干预者叫马克。马克是一名专门从事心理危机干预的警察。当时黛博拉正准备从一座桥上跳下去。下面我们看马克是怎样对个案进行干预的。

💬 危机干预者：（用一种明朗清晰且充满自信、温和、关切、同情心的语调）我是马克，你怎么称呼？

💬 黛博拉：（犹豫不决）我……我叫黛博拉，你……你想做什么？

💬 危机干预者：黛博拉，如果可以的话，我想帮助你。我明白，你正处于某种极度压力中，这些压力使你有了从桥上跳下去的冲动。我很想跟你谈谈，看我是不是能帮上点忙。

💬 黛博拉：我知道没人可以帮助我（有一点愤怒），特别是警察！精神科医生也无法帮助我，你又能帮我什么呢？

💬 危机干预者：黛博拉，我非常关心你的安全和你现在的烦恼。我是警察，但我也是一名危机干预小组的警官。我处理过各种各样的危机，这也是他们叫我过来的原因。你想从桥上往下跳，肯定是因为有许多你无法摆脱的痛苦。如果精神科医生无法解决的话，为什么不让我这个警官试试呢？这有危险吗？我们还有很多时间。

💬 危机干预者：风很大，这里也很乱，我很难听清你说什么。我需要你从栏杆上下来，到我这里来，我们可以坐在路边谈一谈。我知道你会听我的，我需要和你仔细谈谈。

💬 黛博拉：我不认为谈话会有任何好处。走开、别靠近我，我不需要你！

💬 危机干预者：黛博拉，你还记得我的名字吗？我叫马克，让我们慢慢谈一谈吧，我们有时间，有大量的时间坐在一起交谈。你记得我的名字，对吗？

💬 黛博拉：你叫马克，对吧？我怎样才能知道我可以相信你呢？我不明白你怎么才能使我的生活变好？我这一生，内心深处被一层阴影笼罩着，挥之不去。我真的厌倦了这样的生活。不管怎样，我怎么才能知道你不会把我扔进监狱或者像上次那样把我关进精神病院呢？

💬 危机干预者：（用一种平静、低缓、自信、可信、充满关切的语调）黛博拉，我想做的只是要了解你为什么烦恼，这样我才有可能帮上忙。我们该怎样做才能减轻你的痛苦呢？现在，我要你为我做的事情就是到路边来，这样，我和你就有大量的时间交谈，我可以清楚地了解到底是什么使你感到不安。我在这里肯定不是想把你关进监狱或精神病院。我想做的就是了解你的内心到底受了什么伤害，这样我才可以带你去合适的地方接受帮助。我不想看到你受到伤害。那么，你能先走下栏杆吗？

💬 黛博拉：（走下栏杆，试探性走向警官）难受死了，太让人绝望了，一切都没有用。我周围的一切都变得很糟糕——学校、爱情、工作、父母。我厌倦了这一切，非常厌倦。

💬 危机干预者：好的，感谢你走下栏杆。哎！这是一个沉重的负担，难怪你想自杀。我会给你介绍一位我认识的人，他不是精神病医生，他曾是一位流动危机干预小组的警务资源官。首先，我应该带你去医院做一下检查，这样行吗？

💬 黛博拉：他们会给我电击治疗吗？我不想那样。

💬 危机干预者：不，他们只是做一下评估。注意，我希望你跟我去那里，在去那里的路上我会给你戴上手铐，因为这是警察的例行程序之一。我不太清楚你是否需要在医院待一个晚上，但是我想我可以叫他们做得快点，在他们做的时候，我会给彼得打个电话，彼得就是刚才我向你提到的那位警务资源官。在检查完之后，我会带你去见彼得，当然了，不会再戴手铐啦！你和我一起坐在车的前排。我想，你会愿意跟彼得交谈的。我知道，有时候当我们处境艰难时，都有可能会这么做。但是，先让我们坐在这儿谈一会儿吧，这样我才可以向彼得提供些线索。这样行吗？

💬 黛博拉：天啊！我从没有因警察而退缩过，没有比这个更糟的了，好吧！

[坐在桥边开始倾诉前因后果]

下面我们对这一案例进行深入分析。

1. 一上来，"马克用一种明朗清晰且充满自信、温和、关切、富有同情心的语调"和个案交谈。危机干预者都要去训练如何通过声音和语调让个案知道干预者是充满自信的，对个案是满怀关切、富有同情心的。马克说："我是马克。你怎么称呼？"我们看到在这个时候他在做自我介绍时先把自己的名字告诉了对方。大家不要小看自我介绍，这份自我介绍让马克和黛博拉一下子就拉近了距离。

2. 我们看到黛博拉犹豫不决。在这个时候她对马克不一定会信任，所以在初次接触时，马克的首要任务就是要获得黛博拉的信任。她犹豫了一下，但是还是回答了："我叫黛博拉，你想干什么？"此时她一定十分警惕，我们可以猜想黛博拉恐怕不止一次地接受过心理危机干预了。因为她过去接受心理干预时对干预者并没有什么好印象，所以她很警惕问马克想干什么。

3. 我们看马克接下来是怎么说的。"黛博拉，如果可以的话，我想帮助你。我明白你正处在某种极度的压力中，这些压力使你有了想从桥上跳下去的冲动。我很想跟你谈一谈，看我能不能帮上点忙。"从这段话中我们会看到马克在做什么？这是在做共情，而且做得很到位。他向个案表达了三层信息：第一是"我想帮助"，他是以一个帮助者的形象出现在她的面前的；第二是"我能与你共情，我明白你正处在极度的压力中，这些压力使你有想从桥上跳下去的冲动"这句话向个案表明干预者能对其产生共情；第三是"我很想和你谈谈，看我是不是能帮上点忙"。这是一种自我表达、自我表露，这个部分也非常重要。干预者向个案传达了这样一种信息：我只有一个目的，就想和你聊一聊，看看能不能帮到你。

4. 黛博拉接着说"我知道没有人可以帮助我"，而且还有点愤怒。我们看到，她对警察是非常有情绪的。接下来又说"精神科医生也无法帮助"，即便你是医生也不能帮助到我，你一个警察又能帮到我什么？此时黛博拉拒绝马克的帮助，而且不太信任他。此时对马克来说，如果自己进行心理防御，恐怕就很难帮助到她，此时马克不能防御，要在心中对她进行接纳。下面我们看马克是怎么做的。

5. "黛博拉，我非常关心你的安全和你现在的烦恼"，再一次强调对她的关心，同时也想了解她的烦恼。"我是警察，但我也是一名危机干预小组的警官"，此时他开始进行自我暴露。"我处理过各式各样的危机，这也是他们叫我过来的原因"，这是在把自己来到这里的原因告诉她。"你想从桥上往下跳，肯定是因为有许多你无法摆脱的痛苦"，马克又在试着去理解她。"如果精神科医生无法解决的话，为什么不让我这个警察试试呢？这有危险吗？我们还有很多的时间"，马克的真诚由此体现了出来。罗杰斯认为要想与他人建立关系，第一要义就是真诚，所以在这个时候马克就把自己的真诚拿了出来。"没关系，你不信任我没关系，但是我们可以试一试，假设有用呢？反正我们只是试一试，对你来说又没有什么危险，我们还有很多时间。"马克实际上在给她一个暗示或者对她进行了一种催眠：

"我愿意用时间来陪你，我们接下来还有很长一段时间，可以去谈话，可以去交流。"将这种观点慢慢植入她的内心后，我们再看看马克接下来会怎么说。

6. "风很大，这里也很乱，我很难听清楚你说什么"，在这个时候马克仍然在自我表露、自我表达。"我需要你从栏杆上下来，到我这里来，我们可以坐在路边谈一谈"，在这个时候马克发送了一个请求，同时也让黛博拉成了一位"干预者"。马克说"我需要你的帮助"，如果她愿意帮助的话，她就变成了一位"干预者"。当她变成了一位"干预者"的时候，她的价值和意义就会显现出来。"我知道你会听我的，我需要和你仔细谈谈"，实际上马克在通过暗示或催眠传递一个信念：我相信你是会听我的，你会愿意和我谈谈的，而且我也相信你会尊重我的这份情绪。

7. 黛博拉说："我不认为谈话会有任何好处，走开，别靠近我，我不需要你。"我们看到黛博拉再次拒绝他，这对干预者是个考验。当我们面对拒绝的时候，我们会进行心理防御，我们心里会有不满，甚至会对来访者有愤怒情绪。在这个时候我们要及时觉察并处理好自己内心的波动，不要进行心理防御，这样我们才能继续开展工作。

8. 我们看马克如何应对。"黛博拉，你还记得我的名字吗？我叫马克"。这个时候他的内心仍然很平静，对黛博拉仍然是接纳的，仍然愿意和她接近。"让我们慢慢谈一谈，我们有大量的时间坐在一起，你还记得我的名字吗？"此时马克在做什么呢？他在稳定她的情绪，转移她的注意力，让黛博拉把注意力转移到他的名字上。在做情感稳定性工作时，有一点非常重要，即让当事人注意某一个事件、某一个外在的事物。当他把注意力转移到某一个特定的事物上时，他的情绪就会稳定。当黛博拉能够这么做的时候，她的情绪就会慢慢地被稳定下来。这一刻马克就是在做情感稳定性工作。

9. 黛博拉说："你叫马克，对吧？"黛博拉回应他了，说明前面的工作起作用了。"我怎么才能知道可以相信你"，此时黛博拉在给马克暗示：我只有相信你，我才能听你的或者是跟你下来。"我不明白你怎么才能让我的生活变好"，在这一刻你会看到黛博拉表达了她的一个愿望或一个追求，她希望她的生活变好。换句话说，她给马克打开了一扇窗或者是提供了一线希望，希望马克能够抓住这个机会，只要她表达出来这方面的愿望事情就好办了。"我这一生内心深处被一层阴影笼罩，挥之不去，我真的厌倦了这样的生活，不管怎样，我怎么才能知道你不会把我扔进监狱或者像上次那样把我关进精神病院。"在这个时候，黛博拉愿意和马克进行交流了，这也就是信任建立的开始；既表达了她的目标，也表达了担忧——担心马克会不会像之前的干预者那样对待她。在这里她恐怕是想听听马克怎么说，或者是想得到马克的一份承诺或者是解释。

10. 马克在这个时候用一种平静的、低缓的、自信、充满关切的语气与黛博拉对话，和前面有一点不同。"黛博拉，我想做的只是要了解你为什么烦恼，这样我才可能知道怎样才能帮上忙，怎样才能够减轻你的痛苦。现在我要你为我做的事情就是到路边来，这样我和你就有大量的时间交谈，我也可以清楚地了解到底是什么使你感觉不安。我在这里肯定不是想把你关进监狱和精神病院，我想做的就是想知道你的内心到底受到了什么伤害，这样我才可以带你去合适的地方接受帮助。我不想看到你受伤害，那么，你能先走下栏杆吗？"在这个时候马克又让黛博拉的注意力朝第二个方面转移——"先走下栏杆"，因为她在栏杆那里太危险了。所以马克又做了第二场情绪稳定化工作，"先走下栏杆，我们好好地去聊一聊，这样的话我们才有大量的时间来聊"。此时马克又在努力让黛博拉向他打开心扉。如果个案能够向他打开心扉，接下来事情就好办多了。同时马克又没有做很多的承诺。比如，我不会把你送进精神病院或监狱。他说我的目标不是把你送进监狱或监狱，而是把你送到合适的地方，能够帮助到你的地方。换句话说，如果监狱合适，有可能送监狱；如果精神病院合适，还是有可能送精神病院。他并没有承诺说我不会把你送进监狱或进医院。如果他做了类似的承诺，但最后她真的需要住院，马克就会很被动。

11. 最终黛博拉走下了栏杆，并试探性地走向警官。她说："难受死了，太让人绝望了，一切都没用，我周围的一切都变得很糟糕，学校、爱情、工作、父母，我厌倦了这一切，非常地厌恶。"她走下栏杆的这一举动令此次危机干预暂时画上了圆满的句号，黛博拉的危险暂时解除了。在这个案例中，我们看到马克是怎么让黛博拉一步一步走下栏杆的。我想我们在做危机干预的时候，这个案例能为我们提供非常大的帮助或者是参考。

SELF
HEALING

AND PSYCHOLOGICAL INTERVENTION
FOR DEPRESSION

第 6 章

自杀的团体心理危机干预

自杀的心理危机干预包括针对个体的自杀心理危机干预和针对团体的心理危机干预。

如果危机波及的人群范围比较广，比如飞机失事、地震、火灾、疫情或者发生在学校、机构里面的重大灾难事故，那么对幸存者或遇难者家属，我们都是需要进行团体心理危机干预的。

团体心理危机干预的适用性

团体心理危机干预的理论来源主要是美国的危机事件应急管理模式，简称 CISM 模式；还有美国红十字会下属的一些危机减压团体使用的一些实用策略——他们总结出来一些关于危机干预的框架、技术和模型。下面主要介绍的就是将这两大干预模式结合后所产生的一个七阶段模型。在进行危机干预时，我们主要还是通过讨论的方式，让成员针对危机事件去谈论他们的发现、感受、想法，以及他们自己应对这些干预的方法。此外，还要让团体中的成员互相帮助、互相支持，大家要共渡难关。因此，在目前的灾难心理危机干预工作中，团体干预是一种非常普遍的措施。如果在某一个组织中有一个人自杀，我们往往会对组织进行团体干预；或者在比较重大的灾难或事故发生之后，我们也需要对相关人群进行团体干预。

团体危机干预的必要性

我们要看到团体干预的必要性。我们在第 4 章提到，1 个自杀的人至少会影响 6 个人；如果自杀发生在学校或者团体中，受到波及的恐怕就是上百人；如果是重大灾难，受到波及的人数就会更多。团体危机干预的必要性主要体现在以下两个方面。

1. 在危机和灾难面前，我们很多人都会出现身心症状，这些症状可能包括震惊、麻木、忧伤、悲痛、失眠或者恐慌；也包括一些心血管症状，比如血压增高，心跳加快，等等。我们的工作和生活会因此受到很大的负面影响。如果不对其进行及时处理，就有可能会对我们产生长期的负面影响，对我们的心理健康和身体健康都是不利的。如果能够进行有效的处理，我们面对危机时就能够平稳过渡。

2. 团体心理危机干预让大家在小团体里能够互相帮助，彼此减压，通过有效的心理健康教育，让大家对危机本身以及危机发生之后产生的影响有正确的认识和理解，这样我们才能更好地去接纳和处理危机、有效地纾解此阶段内所感受到的身心压力。群体性灾难发生之后，团体心理危机干预可以促进团体有效应对危机，也可以减少危机事件对团体的影响。团体危机心理干预既可以用在自杀等独立危机发生后的相关人员危机处理上，也可应用于群体性灾难发生后的受灾人群的危机干预上。

团体心理危机干预前的培训和准备

进行团体心理危机干预前要做一些培训和准备工作（如图 6-1 所示）。

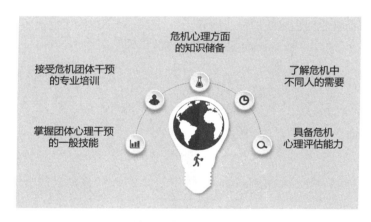

图 6-1　团体心理危机干预前的培训和准备

第一，团体心理危机干预者要掌握有关团体治疗、团体咨询的基本干预技能。

第二，干预者要接受有关团体心理危机干预的专业训练。如果你没有进行过这方面的训练，当你在进行危机干预的过程中遇到问题时，很可能不知道如何应对和处理。在你经过了专业培训之后，你才能在进行干预时得心应手。

第三，干预者要有一些心理健康方面的知识储备。比如，对于在灾难发生后人们的普遍心理及应对状态，还有自杀未遂者的心理状态我们都要去了解。在这些方面，我们了解得越多，就越能把团体成员面对危机的反应正常化，以此来减少他们的恐慌。

第四，干预者要了解危机中不同人群的需要，不同的人群会有不同的需求。比如，一个学生自杀后，该学生所在小组、班级的学生，他的室友，他的直系亲属，以及他的班主任和代课老师，恐怕都会有不同程度的需要。因此，只有在了解了不同人群的需要之后，我们才能够有针对性地在团体中进行干预。

我们还要具备危机心理评估的能力。评估的对象包括：危机事件的属性（是自杀性事件还是灾难性事件，是地震还是疫情，是火灾还是空难）、危机事件对于团体成员的心理影响（如成员的焦虑、抑郁状况），以及团体成员对于危机事件的应对能力。干预者在危机心理评估方面做得越好，就越能有效地应对团体在之后所遇到的一些问题。

实施团体心理危机干预时需要注意以下事项。

1. 团体心理危机干预一定要在专业人员的带领下进行，干预者需要具备团体干预的相关知识、接受相关训练。
2. 团体心理危机干预通常在危机发生 48 小时后，72 小时之内进行相对比较好。如果干预过快或者拖得太长，效果都不好。
3. 团体心理危机干预一般都是以单次小团体形式进行的，团

体成员的人数通常在 3~15 人之间。一次干预的时长大概是
2~3 小时。比如，如果团体成员只有 5 个人，大概 2 个小时
就差不多了。如果团体成员是 15 个人，恐怕就需要 3 小时，
要根据人数来设定时长。

4. 一般我们做结构性的干预——结构性地邀请成员依次发言，
分成阶段来进行。这就是我在下文中所要介绍的七阶段模
型，我们按照七个阶段一步一步地推进。

5. 通常我们要备一块白板或者黑板，以便记录并整理成员所描
述的身心行为及反应，用于心理健康教育以及成员情绪的表
达等方面。

团体心理危机干预的目标

实施团体心理危机干预主要包括以下具体目标（如图 6-2 所示）。

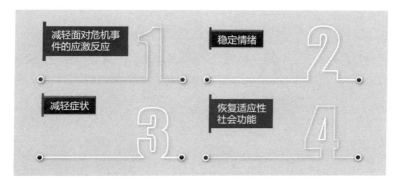

图 6-2　团体心理危机干预的具体目标

1. 减轻危机事件给团体成员所带来的应激反应。也就是说我们要妥善处理应急反应，不让应急反应持续发生。

2. 稳定情绪。因为在危机事件发生之后，人们的情绪是起伏动荡、不稳定的，所以我们需要帮助团体成员稳定情绪，这一点非常重要。

3. 减轻症状。我们需要帮助团体减轻的症状包括，焦虑、抑郁、惊恐、过度悲伤等。

4. 恢复适应性社会功能。我们要让团体成员尽快从应激事件里走出来，恢复日常功能——应激事件发生之前的生活、工作和学习状态。

团体心理危机干预的流程

团体心理危机干预的流程主要包括图 6-3 所示的七个阶段，即七阶段模型。下面，我对此展开逐一介绍。

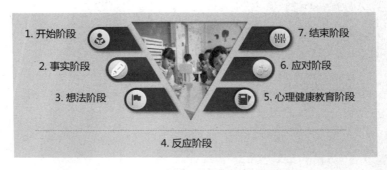

图 6-3   团体心理危机干预的流程

第一阶段：开始阶段

在刚开始进行团体干预时，团体带领者要进行自我介绍，像团体成员介绍职业背景、受训背景——尤其是在心理危机干预、团体干预这些方面的经验。做完自我介绍后，就要介绍一下此次团体干预的目的是什么。例如，减轻危机事件给团体成员所带来的应激反应，让团体成员恢复到危机事件发生之前的生活状态。实施团体干预的目的主要是帮助处理内在的情绪、恐惧，以及不合理的想法。

同时我们要宣布一下团体干预的规则，告诉他们做团体干预时需要彼此信任、充分表达、互相尊重、保守秘密，此外，还要交代团体干预的步骤——对七阶段模型进行介绍，告诉他们今天就是按照该模型的步骤来进行干预的。然后我们需要邀请团体成员轮流进行自我介绍，不需要介绍得太复杂，介绍自己的姓名或目前的岗位即可；如果是与自杀相关的危机干预，需要让成员介绍一下自己与自杀者的关系。团体成员进行自我介绍时，一般轮流发言，我们不要自主发言，因为自主发言有时候会浪费时间。让团体成员按照顺序轮流发言即可，尽量要求每个人都要介绍自己，这样能够增加团体的秩序感，以及团体带领者对于整个团队的控制。这种秩序感和控制感本身就能带来情绪的稳定化。所以，邀请成员轮流自我介绍这个环节非常重要，不是可有可无的事情，是我们在团体干预的开始阶段必须做的事情。

干预的开始阶段非常重要，开头如果开好了，后面就比较好进行。团体带领者对团体干预的流程设置意义和作用交代得越详细越好。然而，有些成员确实不想表达——他们可能很痛苦，我们可以邀请或鼓励他们去表达；如果他们确实不愿意表达，我们也不能去强迫他们。

此外，团体成员要彼此信任和保守秘密，这是我们要反复强调的，这是对于团体内其他成员的尊重。团体成员所发表的言论及表现都不能传播到团体之外，都要保密。

我们还要注意，在进行干预时，讨论的重点可能会放在团体成员对于危机事件的印象和反应上。此时，我们要特别强调的是，在发言或讨论时不要对他人做评价，尤其是关于是非对错的评价，只做呈现。

要强调的最后一点是，要鼓励团体成员借鉴、相互帮助，团体中的每个成员都要贡献自己的力量、智慧和知识关怀，让参与者在团体中能够得到更大的帮助。

第二阶段：事实阶段

在事实阶段，我们要让团体成员描述他们是如何接触到危机事件的，在第一次接触到危机事件时他们有什么反应和感觉；还要让他们描述一下他们的内在情绪。总之，在这一阶段要让团体成员对危机事件的事实以及危机事件带给他们的感受进行描述。

第三阶段：想法阶段

在这一阶段，团体带领者要协助团队成员把他们在接触到危机事件时头脑里出现的想法表达出来——头脑中首先涌现出来的想法尤为重要。团体带领者要协助成员重构危机事件发生时的图像，把个体的行为反应放在危机事件的背景下去看待，整合创伤经历。

不同成员接触到危机事件的途径也不尽相同，有的是事件的直接经历者，有的是通过间接途径来获得有关危机事件的信息的，如微信、电话。我们尤其要让危机事件的直接经历者把他们在现场时脑子里面冒出来的第一个想法讲出来。如果涉及自杀事件，团体成员有可能在自杀现场目睹过自杀者的遗体、整理过自杀者的遗物、参加过火化仪式或追悼会；针对这些经历，我们都可以让他谈谈他当时的想法。在这个过程中，带领者要特别注意的是，要对成员进行接纳、与之产生共情。带领者不要做进一步的引申和深度挖掘，让他们呈现出自己接触到该事件时涌现出的第一个想法或念头即可。

有的团体成员恐怕会过于悲伤，会有一些强烈的反应，此时我们就要做情绪稳定化的工作。展开情绪稳定化的工作时，最常用或者最好用的方法是让团体成员睁开眼睛，深呼吸，但不要与之产生身体接触。我们尽量不要让他闭上眼睛，因为闭上眼睛就会陷入更大的恐惧中，我们要用视觉化的方法来进行情绪稳定化的工作，这样效果会更好一些。比如，让他盯着你的手指，然后深呼吸。当他的注意力被置于一个外在的关注点（你的手指）上时，他的极端情绪慢慢就会减弱。

第四阶段：反应阶段

该阶段的干预目的是引导团体成员分享和宣泄危机事件给他们带来的冲击、所体验到的感受，包括经历过危机事件后，他们身上所出现的任何生理、情绪、认知和行为方面的反应或症状，以宣泄其负面情绪。在这一阶段，你可以向团体成员询问以下问题。

"这件意外事件给你带来的冲击和感受是什么？"

"当时你最强烈的感觉是什么？"

"你出现了哪些身心行为、反应或症状？"

"时至今日，这件事在哪些方面一直困扰着你？"

同时我们也可以为团体成员提供一些恰当的宣泄方式。比如，他可以大喊两声，或者以砸枕头的方式宣泄情绪。此时，最重要的是，让团体成员能够觉察到危机事件是如何一直令他产生困扰的，可能会令他出现一些躯体症状，也可能会令他产生一些消极的感受情绪，还可能让他产生一些难以消除的行为。例如，只要一闭上眼，那些有关危机事件的画面就会立刻浮现出来；他的心一直都是提着的；他的心情一直非常沉重；会出现心绞痛。对于这些问题，团体带领者都要去探索。

通常第四阶段是团体心理危机干预过程中持续时间最长的阶段，带领者要为成员提供释放情绪的机会，让他们学会如何正面地表达自己的情绪。在此阶段，团体带领者要始终保持柔和镇定、不断接纳，帮助团体成员稳定情绪，协助成员正常化自己的情绪反应；让成员学会自我接纳，整合这些异常、强烈的反应，转而用平常心来看待和处理自己遇到的问题。

第五阶段：心理健康教育阶段

这一阶段的心理健康教育是指，让团体成员知道危机事件发生之后会使危机事件的经历者出现哪些反应。例如，如果一个人遭遇了亲人离去，他会非常悲伤，此时就需要告诉他在悲伤的每个阶段他都会出现什么样的状态，以及如何去应对每个阶段。

通常，经历过危机事件后，事件经历者所遭受的心理创伤主要包括经验重现、逃避和麻木、过分警觉。我们要让成员正常化自己遇到危机事件时的应激状态或反应，如悲伤、焦虑、担忧、愤怒等情绪，以及一些身体上的反应。团体的带领者可以将团体成员所叙述的身心反应都写在黑板上，让他们理解出现这些反应都是正常的，要用平常心去接纳，随着时间的推移，这些反应慢慢都会减轻。

在这一阶段，团体带领者也可以向团体成员提供积极的应对方法（特别是一些已经被团体成员提及的），而且也可以提供一些关于压力管理的信息。此外，团体带领者还可以描述或解释团体成员现有的症状将来会出现什么新的状况。

第六个阶段：应对阶段

应对阶段的目的就是让团体成员分享各自应对危机事件的策略与方法，可以让每个成员交流他自己在危机事件过后采取的纾解压力及负面情绪的"独门绝招"，供团体内的其他成员参考，以此来帮助团体成员应对今后可能会遇到的压力与问题。征集应对危机的策略时，团体带领者可以像团体成员提出以下问题。

"这些天你都是怎么熬过来的？"

"为了让自己好受一点，你都会做些什么？"

"你和家人、朋友都谈了些什么，从他们那里获得了什么帮助或支持？"

由此，让团体成员看到自己在危机应对中所拥有的资源和能力，提升自己应对危机的信心。

第七阶段：结束阶段

在团体心理危机干预的结束阶段，团体带领者往往要对整个干预活动做出总结，向团体成员提出一些问题；还要向所有团体成员提供一些心理危机干预方面的资源、求助方式，以及一些判断成员是否需要进一步的专业帮助的自我筛查标准（如图 6-4 所示）。

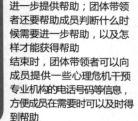

带领者可以问："这是一个悲剧，对大家打击很大。虽然不能阻止它的发生，但我们可以想一想，我们能从中学到什么吗？它对我们今后的人生有哪些启示？"

进一步提供帮助；团体带领者还要帮助成员判断什么时候需要进一步帮助，以及怎样才能获得帮助
结束时，团体带领者可以向成员提供一些心理危机干预专业机构的电话号码等信息，方便成员在需要时可以及时得到帮助

以下是一些判断成员是否需要进一步专业帮助的筛选标准：
（1）心理症状在4~6周后还没有减少
（2）心理症状增加
（3）社会功能丧失
（4）明显的人格改变

图 6-4　团体心理危机干预的结束阶段

　　在结束阶段，带领者要告诉大家，灾难或悲剧发生后，固然每一个经历者都是很不幸的，大家都会很悲伤；但真正重要的是，我们能从危机事件（这些令我们悲伤的事件）里面学到什么，这是其一。其二是如何让我们今后的生活能继续，如何能够生活得更好。

　　同时，团体带领者还需要为团体成员提供进一步的帮助。比如，如果有些成员实在很难通过团体干预从危机事件的阴影中走出来，可以让成员加入规模更小、人数更少的团体来接受干预，看看能不能找到一些具体的解决办法。对于那些遭受极大创伤的成员，我们可以让他们接受进一步的心理咨询、心理治疗，甚至寻求精神科医生的帮助。

　　此外，我们还可以向团体成员提供一些心理危机干预机构的电话及信息。比如，广州市心理危机干预中心热线和北京回龙观医院心理危机干预热线都是全国知名的心理危机干预热线，24 小时畅通，当你遇到危机需要求助时，可以拨打这样的热线求助。

　　还有一点非常重要，即什么样的团体成员需要进一步的帮助。如果心理症状比较严重、一个月到一个半月内还没有缓解，心理症状不断加重，社会功能（包括学习工作和日常生活）受到干扰，甚至性格、人格发生明显改变，那么就需要寻求进一步的专业帮助了。

团体心理危机干预的注意事项

在实施团体心理危机干预时，主要有以下注意事项。

1. 在干预过程中的每一个阶段，要求每个成员尽量都要发言和分享。如果团体成员很多（超出 15 人甚至 20 人），那么为了节省时间、保证团体的秩序感，每一阶段都要轮流发言；但是如果团体成员比较少，那么采用自由发言也是可以的。

2. 在团体干预开始前，要强调小组规则，强调保密和彼此尊重的重要性。如果这两点不能保证，有些团体成员是不敢放下戒备、敞开心扉的。

3. 带领者的情绪要稳定。这一点非常重要，因为团体成员的情绪表达有时候是很激烈的，如果团队成员哭，带领者也跟着哭，干预工作就很难进行了。

4. 团体心理危机干预一般要按照七阶段模型来进行，但也可以灵活掌握。

5. 如果感觉自己无法处理团体成员的问题，就要及时转介，并向其提供相关心理危机干预资源。

SELF
HEALING

AND PSYCHOLOGICAL INTERVENTION
FOR DEPRESSION

第 7 章

如何干预青少年的抑郁与自杀

从我过去在临床咨询中遇到过的青少年的案例来看，尽管导致他们抑郁或自杀的原因很多，如社会因素、孩子个体的因素、学校的因素，但在众多因素中，我们最不能忽略的就是家庭因素。

换句话说，即使社会、学校和个体方面的一些因素的确在一定程度上可能会导致孩子抑郁和自杀，但如果孩子的家庭关系，尤其是亲子关系经营得非常好、非常牢固，孩子患抑郁症或自杀的可能性就会大大降低。也就是说，如果孩子得不到足够的家庭支持，一旦他们陷入抑郁和自杀的危机，对他们进行干预是非常困难的。因此，本章从家庭系统的角度来对探讨如何对青少年的抑郁与自杀进行干预。

下面我们先看四个具体的案例。

‖‖

案例 1

一名患抑郁症的高二女生被妈妈送到我这里，她妈妈想让我给她女儿治疗抑郁症。

在对个案进行探索的过程中，我慢慢过渡到家庭因素上，并问这个女孩："你得了抑郁之后，家庭出现了什么样的变化？爸爸妈妈的关系有什么变化？"

这个女孩眼前一亮，她说有。她说："我爸爸原来对我从来都是否定的、拒绝的，要求都是很高的，甚至有时候会打骂我。自从我得了抑郁症后，我爸爸就和原来完全不同了。他一改过去对我的看法和态度，对我小心翼翼了，也能看到我的一些优点了。我有一些进步的时候，也可以得到爸爸的认可和肯定了。"

从中我们看到，这个女孩的抑郁显然是具有功能的，那么功能是什么呢？她能通过自己的抑郁获得爸爸对自己的关爱、关心和认可。

我对这个女孩说："你看，抑郁对你还是有非常重大的作用的。这么多年来，你一直希望从父亲那里获取关爱、认可而不可得；没想到你的抑郁却帮你实现了愿望。"

当这名女孩以上述观点来看她的抑郁时，她就逐渐能接纳自己的抑郁了。

然后我就用家庭治疗的悖论干预来处理她的问题。我接着说："如果你的抑郁好得太快，有可能对你不利。如果你好得太快，爸爸有可能就会回到过去对待你的态度，所以你的抑郁需要'好得慢一点'。"

悖论干预很重要的作用是，当你要求一名来访者"好得慢一点"时，如果他真的"好得慢一点"，他就会认为病情在自己的控制之中；但如果病情好得快了一点，我们所希望的结果也就达到了。

我用这个方法帮助这名女孩和她的父亲达成了和解，所以她的抑郁症慢慢也就好了。

案例 2

一名大一的女孩来到我这里，说她不仅有抑郁，而且也不想活了。我问她："究竟是什么让你那么抑郁，让你不想活了？"

她就说她非常恨她的爸爸。我就问发生了什么事情，她说她爸爸有了外遇，妈妈因为爸爸出轨就和他离了婚。她说家庭是被爸爸拆散了，所以非常恨他；不仅恨他，而且都不愿意再活下去了。

显然这个女孩子的抑郁和她的自杀念头都与爸爸有关系。在前面我们曾经说过，我们的一半来自父亲，另一半来自母亲。如果我们对爸爸或者对妈妈产生了恨意，在仇恨他们的同时，恐怕我们也会仇恨自己。当我们仇恨自己的时候，恐怕我们的情绪就会陷入抑郁的状态，甚至会有想结束自己生命的冲动。

然后我问她："你觉得你们家里最该抑郁的是谁呢？"她说："应该是我妈妈。"我说："你现在都已经抑郁了，那你妈妈还敢抑郁吗？"她回答说："恐怕不敢，因为她要治疗我的抑郁。"我于是说："你看，妈妈没有抑郁，你替妈妈抑郁了，所以在某种程度上是你用你的抑郁来拯救妈妈。"

当我这么说的时候，她愣了一下，然后想了大概有 30 秒的时间，然后她告诉我她还从来没有这么想过。然后我和她说："实际上，你在潜意识里是想用这样的方式来帮助你的爸爸妈妈，希望他们能够在一定程度上恢复联系，或者是希望他们复合。"

在后面的帮助中，我让她看到自己已经过度介入父母的婚姻关系了。一旦父母的婚姻关系极度紧张或已然破裂，且孩子过度介入父母的婚姻关系，她就很可能以一种牺牲自己的方式来拯救父母的婚姻关系，或者是以得病的方式来吸引父母的注意力。

之后我又和她说："父母的婚姻问题交给他们自己去处理，你只需要扮演好孩子的角色就好了。"

经过这样的帮助，这名女孩慢慢地与她的爸爸和解了。和解了之后，她慢慢就能感觉到爸爸对自己的爱，然后再慢慢地学会放手，不再介入父母的婚姻关系。

在思想发生了转变之后，她的抑郁就慢慢好了，自杀的想法也就渐渐没有了。

|||||||||||||||||||||||||||||||||||||||||||||||||||

案例3

一名高一女生到我这里来，说自己会有深深的内疚感，也不想活了，想去自杀。我就问她为什么。她说她一直没有达到妈妈的期待——妈妈希望女儿成绩优秀。她发现，不论她怎么努力，她都不能达到妈妈的标准，所以她觉得妈妈对她付出了很多，对不起妈妈，因此想用结束自己生命的方式把生命还给他们。

在这个案例中，我们看到，妈妈想借助女儿来弥补自己人生的缺憾，来成全自己的心愿。女儿在努力达成妈妈心愿的过程中，失去了自我。在我随后对她进行帮助的过程中，她慢慢发现自己在扮演妈妈心中的完美女孩，以此来成全妈妈的心愿。

在这个案例中我们看到，当孩子完全听从父母的安排和要求的时候，他们往往就会失去自我，找不到自己作为一个独立的人存在于这个世界上的价值，此时恐怕就有可能选择结束自己的生命。

目前最要紧的是让她看到妈妈的期待和要求是属于妈妈的，自己有权去按照自己的想法生活，有权成为自己想要成为的人。

在我的帮助下，她渐渐学会了如何在自己与妈妈之间建立人际界限，将自己的想法与追求从妈妈的期待和愿望中分离出来。当她敢于做自己的时候，她就不会因为没有达到妈妈的要求而内疚自责，更不会想离开这个世界。

‖‖

案例4

前面三个案例中的当事人都是女孩，最后讲一名男孩的案例。

这名男孩子大四了，在面临毕业的时候，他说他活不下去了。我问他为什么活不下去了，他说他很羡慕他的四个姐姐。

他前面有四个姐姐，他是老小。受到重男轻女思想的影响，爸爸妈妈下定决心要一个儿子，当要到儿子的时候，他们会把家族（包括父母）的所有期待都会放在这个孩子身上。

他说他很羡慕姐姐们，她们很自由，父母从来都不对她们有过

高的要求，但是父母对他的要求非常严格，给他制定了很多目标去
实现，他太累了，不想再撑下去了。

从这个案例中我们看到，重男轻女的思想不仅会影响女孩，
也会影响男孩。很显然，这个男孩背负了来自家族和父母过多的
期待。

就像刚才前面那个女孩一样，对于男孩，我们同样要帮助他与
父母重男轻女的思想和解，让他将自己的想法与追求从父母或家
族的期待和愿望中分离出来，区分一下哪些责任属于父母，哪些义
务属于自己，把父母该承担的还给父母，把自己应尽的义务承担
起来。

经过这样的处理之后，这名男孩也慢慢从抑郁和想自杀的情绪
中走了出来。

当然，这四个例子并不能完全代表所有儿童 / 青少年抑郁时可
能会出现的情况。我想通过这四个例子，让大家了解到，导致青少
年抑郁的因素往往来自家庭父母的影响。如果我们对这类因素不能
进行妥善处理，对他们的抑郁或自杀进行干预就会有困难。

导致青少年抑郁的原因

导致青少年抑郁的原因有很多，下面列出了六条常见的原因
（如图 7-1 所示）。

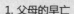
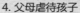

1. 父母的早亡
2. 父母的婚姻出现问题：离异、单亲、再婚
3. 父母对子女采取排斥或漠不关心的态度

4. 父母虐待孩子
5. 早年曾有其他严重的创伤经历
6. 青春期遭遇心理创伤：失恋、身患疾病、人际关系不协调、学习成绩不良或其他负性生活事件等

图 7-1　导致青少年抑郁的原因

我在这里主要还是从家庭关系的角度来探讨导致青少年抑郁的原因。

第一，父母的早逝往往会导致孩子抑郁。例如，卢梭的妈妈把他生下来后就因为难产去世了，卢梭终其一生很抑郁。林黛玉之所以有抑郁的气质，也是因为她的妈妈很早就离开人世了，后来又寄人篱下。

第二，父母的婚姻出现问题往往会导致孩子出现抑郁。比如，如果父母离异再婚之后，尤其是父母双方都再婚后，把孩子送到爷爷奶奶那里去抚养，没有待在父母身边的孩子往往会出现抑郁。此外，如果父母离异后监护方不允许非监护方来见孩子，孩子往往也会容易发生抑郁。

第三，如果父母对子女采取一些负面的养育方式，比如专制、暴力或者漠不关心的养育方式，孩子就会出现抑郁。

第四，父母的虐待往往会给孩子带来伤害，如果这类伤害和创伤在事后没有得到妥善处理，同样也会使孩子抑郁。

　　第五，如果孩子早年经历过一些严重的创伤——创伤的制造者可能是幼儿园的老师、小学的老师，而这些创伤没有得到及时处理，那孩子在今后的成长过程中也会受到影响。

　　第六，青春期的孩子身心正处在一个由幼稚走向成熟的阶段，在此期间遭遇到一些心理创伤，往往会给孩子的心理造成很大的影响。所以一旦他们在青春期遇到创伤，就很容易陷入抑郁，而且这种创伤所带来的影响很可能会被带到他们成年以后的生活中。

青少年抑郁的表现特点

　　大部分成年人通过语言来表现自己的抑郁状态。但是青少年在语言方面很少有人能像成人那么发达，所以青少年往往会通过行为来表现自己的抑郁状态（如图 7-2 所示）。孩子年龄越小，越可能通过行为来表现自己的抑郁状态。

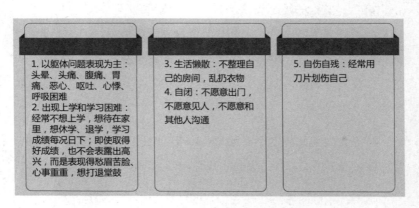

图 7-2　青少年抑郁的表现特点

第一，孩子主要通过躯体问题来表现自己的抑郁状态。如果孩子经常说他头疼、头晕、腹痛、胃痛、恶心、呕吐、心悸，呼吸困难，告诉父母他上不了学了，就说明孩子的抑郁问题已经出现躯体化了。

第二，出现上学和学习的困难。因为上学和学习是孩子最主要的发展任务之一，所以一旦他得了抑郁症，首先就会在上学和学习上表现出困难。

第三，生活懒散。如果孩子不再整理自己的房间，东西乱扔，有些东西都堆得有味道了甚至发臭了，也不愿意扔，或者孩子连洗脸、洗澡、吃饭都不在意了，那家长就要提高警惕了，这些都可能是孩子出现抑郁的表现。

第四，自闭。孩子不愿意出门，不愿意见人，不愿意和其他人沟通，也是抑郁的表现之一。

第五，自伤自残。有些孩子经常会用刀片划伤自己，有些孩子会有不想活的想法和行为，这些都是青少年抑郁的表现特点。

我们需要强调的是，并不是说孩子具有了这些表现特点就能被诊断为患有抑郁症。我们在前面说过，抑郁症的诊断有严格的标准的，不能仅仅凭这些表现特点就给孩子贴上一个"抑郁症患者"的标签。诊断抑郁症一定要到精神科医生那里去，如果他们给出了抑郁症的诊断结果，我们才能说孩子得了抑郁症。

青少年抑郁症的识别

如图 7-3 所示，我们经常通过以下四个方面来识别青少年是否患有抑郁症

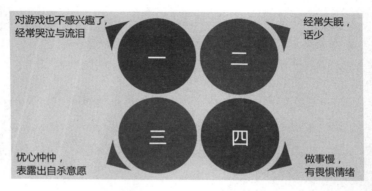

图 7-3　青少年抑郁症的识别

第一，如果孩子原来非常喜欢打游戏，但现在突然对游戏不感兴趣了，甚至对什么都不感兴趣了，那么孩子患抑郁症的可能性就比较大了。此外，如果孩子经常无缘无故地哭泣和流泪，整天都没有愉快感，那他也很可能抑郁了。

第二，如果孩子经常在不主动熬夜的情况下非常想睡觉但就是睡不着，或者变得话特别少，那他很可能抑郁了。

第三，如果孩子整天忧心忡忡，觉得活着很累，甚至会表露出自杀的意愿，那他很可能抑郁了。

第四，孩子做事情突然慢了。比如，洗澡的速度突然变慢了，

做作业变慢了，吃饭也变慢了，干什么都变慢了，父母就要引起警觉了。另外，如果孩子产生畏惧情绪，不管做什么事情都觉得力不从心，没有能力，什么事情都干不好，那么父母一定要对此高度重视。

就像我在前文讲的，即使孩子有了这些迹象也不一定意味着他就患有抑郁症，需要到精神科医生那里去进行诊断才行。

如何对待处于抑郁状态的青少年

下面，我们分别从父母、老师和咨询师的角度讨论如何对青少年的抑郁进行干预。

父母应如何对待处于抑郁状态的孩子

父母应该如何对待孩子的抑郁状态呢？孩子抑郁的一个最主要的诱因就是父母在孩子年幼时期对其做出了过多否定，进而就导致了孩子的自我否定，最后导致了对自我价值感的否定。

因此，如果孩子抑郁了，父母此时恐怕就不能再继续否定孩子或者是对孩子有过高的要求。对于父母，我特别强调两点：一是要多理解，不仅要理解孩子抑郁的状态，还要理解他那一刻的心情，以及他的一些想法；二是多给孩子一些信任，要相信孩子慢慢能够从抑郁的状态中走出来，并对孩子表现良好的一些方面给予认可和肯定（如图 7-4 所示）。

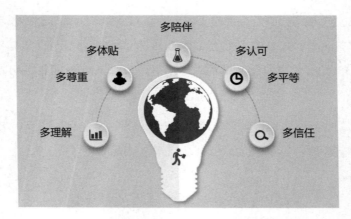

图 7-4   父母应如何对待处于抑郁状态的孩子

大家记住，处于抑郁状态的孩子（也包括所有抑郁的人）最害怕来自亲人的否定。因此，亲人能够给予孩子的理解、信任和认可越多，孩子从抑郁状态中走出来的可能性就会越大。如果我们去否定他、打击他，甚至责骂他，孩子的抑郁程度很可能会加重。

老师应如何对待处于抑郁状态的学生

老师应该以下列方法对待处于抑郁状态的学生。

第一，老师要尽早识别哪些学生有可能患有抑郁症。

第二，老师要鼓励处于抑郁状态的学生去求助。比如，多向爸爸妈妈求助，多向心理咨询师求助，还可以向老师、向朋友求助。抑郁者往往不太愿意求助，所以在这个时候，老师越能鼓励学生求助，学生得到帮助的机会就越多。

第三，老师要和咨询师合作，并和咨询师保持很好的关系，与他们一起探讨怎么来帮助班级里处于抑郁状态的学生。

第四，老师要积极与父母合作，及时与父母沟通；老师可以进行家访，并和父母共同商讨、制定一个帮助学生走出困境的方案。

第五，处于抑郁状态的学生最需要认可，最害怕否定，所以老师要给予其更多的认可、信任、尊重和理解。只有这样，才能帮助他从抑郁状态中走出来。

咨询师应如何对待处于抑郁状态的青少年来访者

咨询师应该与来访者多共情，多换位思考，多去理解其感受、情绪、想法和动机。在对待处于抑郁状态的青少年时，咨询师尤其要注意的是，不要对其做出硬性要求。例如，有些来访者说他现在起不了床，就是想睡觉，认为自己将来恐怕要成为一个废人了。那么咨询师就不要对他提出硬性要求，他能做到多少就做多少。如果他觉得现在起不了床、就是想睡觉，那么让他多睡一段时间也没有关系，权当来访者在利用这段时间放松身心。如果他担心自己会成为废人，咨询师在这个时候就可以与之共情，并告诉他："如果你总是担心这种状况一直会持续下去，最后的结果真的可能会变得很糟糕。"

咨询师越能与来访者产生共情，来访者接下来就越容易接受帮助。

此时，对于咨询师来说，最重要的是要做好陪伴，即不带价值判断、不带要求地陪伴来访者，全然接受他的所有状态。另外，咨询师要充分利用来访者身边的一些资源，如来自其父母、学校、社区的资源；还要向来访者提供一些资源，如心理急救热线电话号码。

青少年自杀的评估

以上介绍了了青少年抑郁，下面我们再谈一下青少年自杀。

在对青少年的自杀风险进行评估时，一般要考虑两个因素。（1）心理门诊的咨询师要对青少年进行系统的自杀风险评估；（2）要对青少年的行为进行观察，要观察青少年在门诊、住院部、家庭、学校的行为，包括抑郁诊断标准里面列出来的那些症状（行为表现）——收录在 DSM-5 中的抑郁症患者的异常行为就有九项。

咨询师也会向其父母、老师、亲戚、朋友那里去了解一些间接的信息，以了解孩子有关自杀的一些情况。我们首先要调查、了解一下孩子的社会支持系统，尤其是孩子在家庭、社区和学校里的支持系统如何。

我们还要对孩子遇到的负性生活事件进行评估，如父母婚姻的变故、父母工作的变故、父母身体的变故（甚至去世），以及与朋友或同学绝交。这些负面生活事件往往是导致孩子自杀行为的一个非常重要的诱因。可能会导致孩子自杀的负性生活事件分为以下几种。

1. 恋爱关系的破裂，即失恋。有些孩子在失恋后往往会有一些极端的行为，包括自杀。
2. 与老师的纷争。比如，如果孩子在学校里做出了一些违纪的行为，如果老师处理不当，有可能会导致孩子走极端。
3. 受到同学的排斥和孤立，这通常与校园欺凌有关系。
4. 在学业上遇到挫折，成绩不理想，考试期间承受过多的压力，比如说中考、高考。
5. 父母失业给家庭带来的经济压力。
6. 青少年堕胎。
7. 孩子患上性病或不治之症。
8. 遇到自然灾害。

如果青少年有自杀倾向，父母应该避免做出哪些行为

如果孩子有自杀倾向（或行为），那么父母的哪些行为是不恰当的？

首先，有的父母会否认孩子的自杀想法。有时，当咨询师跟父母反映孩子有自杀倾向的时候，很多父母会掉以轻心，认为孩子只是想一想，不会真的那么去做。

其次，有的父母还会激化孩子的自杀行为。有时，孩子受了刺激会在父母面前扬言要自杀，很多父母采取的做法并不是缓解孩子的这种极端情绪，而是激怒他——你要真的有胆你就去跳楼。这种

激化孩子自杀行为的做法有时真的会导致孩子自杀。

最后，有些父母总是嫌弃孩子，认为孩子做得不够好，或者是觉得自己为孩子付出了很多而孩子对自己的回报却很少。例如，有些父母会当着孩子的面说："我们就是因为你才不离婚的。"类似的话或做法都会成为诱发孩子自杀的因素。

为人父母者要引以为戒，和孩子平等、友好相处，以避免孩子出现类似的极端行为。

如何预防青少年自杀

怎么来预防孩子的自杀呢？下面我们分别从父母和咨询师的角度进行论述。

父母如何预防青少年自杀

第一，不论孩子多小，父母都要尊重孩子的人格，并意识到孩子也是有尊严的。孩子是独立的个人，有属于自己的尊严，不能随意打骂、侮辱、攻击、虐待、伤害，这些做法都会给孩子带来难以愈合的创伤。

第二，尊重孩子的权利。孩子拥有作为一个人的基本权利，有权利得到父母对他的尊重。此外，父母还要尊重孩子处理个人事务的选择权和决定权。然而，父母往往会剥夺孩子对于自身事务的选择权和决定权。当父母经常这样做的时候，轻则会使孩子陷入抑郁的状态，重则会让孩子放弃自己的生命。

　　第三，要帮助孩子成为他自己，这对于父母来说非常重要。不要把孩子培养成父母自己想要的孩子，而是要帮助他成为他想成为的自己。

咨询师如何预防青少年自杀

　　第一，与青少年建立彼此信任的咨访关系。

　　第二，资源取向，咨询师要看到并有效利用青少年周围的帮扶资源。

　　第三，重点处理青少年在现实中遇到的压力，如学业压力、与父母的紧张关系、父母的婚姻纠葛、与老师和同学的紧张关系。这些压力处理得越好，越有助于帮助孩子消除自杀的想法。

　　第四，帮助青少年处理过去的创伤。

　　第五，加强青少年与父母的心理联结。孩子和父母的心理联结越紧密，越能感受到来自父母的爱，自杀的欲望就会越弱。

　　第六，为青少年提供解决问题的策略。当青少年陷入困境时，咨询师越能为其提供实用、丰富的解决方法，青少年自杀的可能性就越低。

青少年自信的培养

在本章的最后，我想讲讲如何培养青少年的自信。一个孩子越自信，他选择自杀的可能性就越小。在这里，我想强调两点，这两点对于培养孩子的自信非常重要。

第一，如果一个孩子从父母那里得到的爱是非常充盈的，那么这个孩子就会很自信。也就是说，凡是不太自信的孩子往往都是缺少爱的。因此，如果想让孩子更有自信，父母亲就要给予孩子无条件的爱。

第二，孩子要能够独立，要能够从父母那里面分化出来。也就是说，一个孩子越独立，他就越有自信。很多时候，孩子之所以没有自信，是因为他在父母那里找不到自我，一个能够找到自我的人，往往是自信的。父母如果想培养孩子的自信，就要培养孩子的独立能力、自主能力、自立能力，以及自己解决问题的能力。孩子的这些能力越强大，他的自信度就越高

综上所述，父母要在以下两个方面做出努力；一是给予孩子无条件的爱；二是帮助孩子独立，帮助孩子成为他自己。

SELF
HEALING

AND PSYCHOLOGICAL INTERVENTION
FOR DEPRESSION

第 8 章

如何干预孕产妇的抑郁与自杀

在对孕产妇抑郁与自杀的干预进行介绍之前，我们有必要先对有关妊娠和孕产妇抑郁的概念做一下介绍。

妊娠与孕产妇抑郁

我们先来讲妊娠。一般来说，从受孕到分娩的整个生理过程，我们都叫做妊娠。这个时间大概是 40 周，总共是 280 天。我们经常说怀胎 10 月，实际上没有 10 个月，只有 280 天。

接下来，我们来介绍几个概念。围产期是指怀孕 28 周到产后一周的这段时期。围生期则是指从怀孕到产后一周这段时期。产褥期是指胎儿胎盘被娩出后产妇身体、生殖器官和心理方面调适复原的一段时间，通常是 42~56 天，也就是我们经常说的坐月子，但是坐月子只有 30 天，显然这个时间是比较少的。因此，产妇在生产后要想完全恢复，通常需要 42~56 天（将近两个月）。

由于围生期是从妊娠开始到产后一周这段时间。因此，我们又把孕产妇抑郁叫作围生期抑郁。

孕产妇抑郁的发生率

孕产妇抑郁的总体发生率为 50% 左右，这意味着有一半的产妇在分娩之后会出现抑郁的情绪，这个发生率还是非常高的。既然有将近一半的孕产妇会出现抑郁，那就很有必要对所有的产妇都进行心理健康教育，尤其是关于孕产期的心理教育。如果在这一方面的工作能做到位，那么孕产妇抑郁的发生率势必会降低。

那么，孕产妇抑郁症的发生率大概是多少？在国际上，世界卫生组织比较公认的概率是 10%~15%。也就是说，每 10~15 名孕产妇中就会有 1 名产妇能达到抑郁症的诊断标准，这个比例显然也是非常高的。因此，孕产妇抑郁绝不是一件小事情，而是一件非常值得社会重视的事情，这对孕产妇及其丈夫和孩子极其重要，也会影响社会的优生优育。

我们时常会看到产后抑郁产生的负面影响。不时会有新闻报道：又有产妇又自杀了，有些产妇在自杀的同时也会把自己的宝宝杀死……这些血淋淋的事实再次向整个社会敲响了警钟。妈妈的抑郁不仅影响妈妈本身，也会影响新生儿。如果孕产妇在决定自杀的同时也把自己的孩子或亲人也杀掉，那么这被称为扩大性自杀，会带来非常严重的后果。我们时常会看到，有些产妇会把没有满月的孩子杀掉，也有母亲把不足一岁的孩子杀掉，或者是带几个孩子跳楼跳河等。这样的悲剧时常出现在我们的媒体报道里。这些惨剧再次警告我们，对于孕产妇的抑郁，我们必须要重视起来。

人们对这些方面的知识了解地越多，就越能为孕产妇和婴儿提供良好的保护。不论是作为孕妇还是孕妇的丈夫，抑或是孕妇的家人，都要对这方面的知识进行一些了解。围产期女性抑郁情绪的发生率为 50% 左右，抑郁症的发病率为 15% 左右。孕产妇在怀孕期间到产后一年内的任何时间都可能抑郁，女性在婴儿产出后患抑郁症的风险是平时的三倍。很多时候，一些产妇会觉得自己不是一个好妈妈，甚至是一个坏妈妈，没有尽到妈妈的责任，这种想法会增加抑郁症的发生率。产后抑郁症的恢复是需要时间的，一般需要数周或数月，有的甚至需要五年。从现在的医学角度上看，抑郁症是能够完全治好的，无须过度紧张，只要让患者得到恰当的治疗，那么大多数患者都是能够康复的。作为家人，要尽量减少对产妇的责备，让她相信抑郁症是能够治愈的，且要陪伴她一起面对困难、共渡难关。如果产妇出现以下情况，她的丈夫和家人就要去考虑她可能患有产后抑郁症了。

1. 产妇的言谈举止和平常不一样。如果产妇的行为举止和未生孩子前完全不一样，或者性情大变，此时产妇的家人就要格外注意了。

2. 情感淡漠，对一切都不感兴趣。比如，孩子生下来后，产妇对孩子没有兴趣，对未来也没有兴趣，体验不到生过孩子之后迎接新生命的那种喜悦。此外，如果产妇对周围的一切都是比较麻木的，对宝宝的反应很迟钝，缺少关心和爱意，也不愿意和丈夫交流或家人交流，此时产妇的家人就要格外警惕了。

3. 经常哭泣、失眠、担心、恐惧。如果产妇经常无故哭泣，非
   常容易伤心落泪，很脆弱；同时还伴有失眠，对孩子的担
   心、恐惧过度，此时产妇的家人就要格外警惕了。

4. 如果产妇容易发怒、暴躁，产妇的家人也要格外注意。

孕产妇抑郁症的诊断标准和前文讲的针对一般人群的抑郁症诊断标准是一样的。也就是说，孕产妇至少要出现 *DSM-5* 中用于诊断抑郁症的九个症状里的五个症状，且在这五个症状中必须包含心情抑郁和丧失兴趣、愉快感这两个症状（见第 1 章）。再次强调一遍，我们不可以自己去对抑郁症进行诊断，一定要到医院去看精神科医生，这一点是非常重要的。

导致孕产妇抑郁的因素

导致孕产妇抑郁的因素主要包括生物学因素和社会心理的因素两类。

生物学因素

导致孕产妇抑郁的因素主要包括以下几种。

1. 激素水平急剧的转变。怀孕的时候，孕妇体内的雌激素、孕
   激素都会持续升高，这使得孕妇的情绪能够保持愉悦状态。
   而在生产之后，孕妇体内的雌激素会突然下降，而雌激素的

　　突然降低会给孕妇带来抑郁的情绪。

2. 遗传因素。有精神病家族史，特别是有家族抑郁症病史的产妇，产后抑郁症的发病率高。

3. 分娩期因素。如果生产的过程不是很顺利，比如出现难产、早产，产妇出现抑郁的概率就会上升。

4. 躯体疾病。如果产妇本身就有躯体疾病，在分娩后，产妇出现抑郁的可能性也会大大增加。

社会心理因素

导致孕产妇抑郁的社会心理因素主要包括以下几种。

1. 畏惧、排斥母亲的角色。有些产妇很难从妻子的角色顺利过渡到母亲的角色，很难适应这一新的身份，可能会畏惧、排斥母亲的角色。为什么会这样呢？一种可能的原因是，产妇和她自己母亲的关系不和，她对自己的妈妈特别反感，难以接纳，甚至怨恨母亲。因为没有与自己的母亲和解，所以就很难接纳母亲这个角色。在这种情况下，让她爱自己的孩子显然是会有困难的，让她尽到一位母亲的义务和责任也是有困难的。还有一种可能是，产妇是意外怀孕的。她可能根本没有做好当母亲的准备，在这种情况下对母亲这个角色畏惧、排斥也就不足为奇了。

2. 怀孕期间对胎儿的健康与生命安全的过度担忧。比如，有些

孕妇的妊娠反应非常剧烈，此时她们就可能会担心这会不会
影响孩子：担心孩子会不会畸形，孩子会不会流掉，会不会
早产、难产。这些情况都会增加孕妇抑郁的概率。

3. 重男轻女的思想。我国很多家庭都非常重视传宗接代，如果
   产妇生了女孩，她就有可能会面临很大的压力——有来自婆
   家的压力，也有来自丈夫的压力，他们可能会责备她，增加
   产妇患抑郁症的可能性。然而，即使产妇生了男孩，也会面
   临压力。因为在男孩生下来之后，丈夫也好，婆家也好，都
   会把主要的精力和注意力转移到这个男孩身上。作为产妇来
   说，她就会觉得自己被忽视了，这种情况也会增加产妇抑郁
   的概率。我经常会问一些在三甲医院工作的心理治疗师：是
   生男孩的产妇还是生女孩的产妇更容易抑郁？我得到的回
   答是：从家庭动力学的来讲，生男孩的产妇更容易陷入抑郁
   状态。

4. 婆媳关系不和。这一点与婆婆重男轻女的思想密切相关。如
   果婆媳关系搞不好，无形当中会增加产妇抑郁的概率。生
   产后，媳妇很需要婆婆的帮忙，但是有的婆婆就是不愿意帮
   忙，有时候还给产妇雪上加霜。

5. 婆婆公公干涉产妇对孩子的养育，在坐月子期间向产妇提出
   诸多限制。如果婆婆公公干涉产妇对孩子的养育，他们之间
   的矛盾就会增加。还有的公公婆婆在产妇坐月子期间会向其
   提出很多限制。比如，坐月子期间不让产妇洗澡，不让产妇
   出门，告诉产妇不可以活动、锻炼，等等。这些都会让产妇

觉得自身的自主权被剥夺了，感觉自己被控制了，加大产妇抑郁的概率。

6. 与丈夫关系不和、丈夫置身事外，以及缺乏自己原生家庭和丈夫原生家庭的支持，也会增加产后抑郁的概率。如果夫妻关系不和，产妇的情绪自然很差，很容易导致其出现抑郁。此外，如果丈夫游离在外，不参与到对孩子的养育中；婆家和娘家都不能在养育孩子方面为产妇提供帮助，产妇势必会非常疲劳、睡眠不足，所面临的压力可想而知，出现产后抑郁的概率也会随之上升。

7. 家境不好，经济压力大。现在养育孩子需要很大一笔开支，包括奶粉、教育方面的费用。如果收入不高，产妇就会怀疑自己是否有能力去抚养孩子，越是觉得自己无法胜任养育孩子这一艰巨的任务，产妇面临的压力就越大，罹患产后抑郁症的概率就会增加。

8. 缺乏社会支持。这里讲的社会支持包括：育儿或产后恢复知识的信息渠道；妇幼保健方面的专业心理与医疗服务；社会福利；正面的社会舆论。

给产妇丈夫和家人的建议

第一，丈夫和家人要尽可能地给予产妇支持，让产妇得到充足的休息。我们知道，不论是剖腹产还是经道产，对于产妇来说都是一场浩劫，会对产妇造成很大的创伤，产妇需要有足够的休息时间让自己的身体得以恢复。因此，家人和丈夫在产妇坐月子的时候要给予产妇充分的支持，让她的身体和心理状态慢慢得到恢复。丈夫要去陪伴妻子，要和妻子共同面对困难，要参与到对孩子的养育、抚育过程中来。要知道，生养一个孩子需要全家的帮忙，所以公公婆婆也要参与到对孩子的养育中来，将自己养育孩子的经验分享给小两口。

第二，充分理解产妇，这一点非常重要。抑郁的人最害怕的就是遭到否定。因此，丈夫和家人要给予产妇足够的理解。有一点非常重要，公公婆婆要尽量摒弃自己重男轻女的观念。不论你们的儿媳妇生的是男孩还是女孩，都要一视同仁，帮助小两口养育后代。此外，不要强迫儿媳接受你们的观念，更不要去指责她，说她娇气、不够坚强、太脆弱。要帮助儿媳从产后的创伤中慢慢恢复过来。

第三，要知道哪些话能说，哪些话不能说。不能对产妇说的话包括以下这些。

我们对你都这么好了，还想怎么样，你太矫情了！

这个孩子那么可爱，你有什么好烦恼的，有什么好痛苦的？

我都陪着你了，你怎么还这么难过？

为了孩子，你要尽快好起来，不要难过，要振作起来！

不仅丈夫不能说这些话，丈夫的家人也不能说。那我们能说些什么呢？丈夫和家人可以考虑使用以下话术。

也许外人不觉得，但是我知道你真的很痛苦，你需要我为你做什么？

难过的时候我会一直陪伴着你。

孩子在我心中是第二位的，你才是最重要的。

你可以痛苦，可以难过，也可以不振作，这是你的权利。

给产妇的建议

第一，降低对自己的要求，不要强迫自己成为"完美妈妈"。每个人都有自己的育儿之道，不要和别人比较，增加自己的压力，做自己就好。

第二，产妇在生产之后，内在的情绪、状态保持一个平静、放松的状态非常重要。此外，还要适当锻炼身体，这会加速产妇身体的康复；保证睡眠对产妇的身体恢复也是非常重要的。

第三，经营好夫妻关系和婆媳关系能让产妇在产后感到安全、滋养和享受。

第四，多学习一些育儿的知识，让自己在养育孩子中拥有更多的胜任力。

第五，做好产前健康教育，定期到妇幼保健医院做产前检查。

第六，如果真的患上了产后抑郁症，就一定要去接受专业的心理咨询，或者向精神科医生寻求帮助。

SELF
HEALING

AND PSYCHOLOGICAL INTERVENTION
FOR DEPRESSION

第 9 章

高压职业人群如何应对抑郁

抑郁的高危人群主要包括四大类：青少年、孕产妇、高压职业人群以及老年人。前面的章节已经讲过青少年和孕产妇如何应对抑郁。本章将讨论高压职业人群如何应对抑郁。

当代人的压力来源有哪些

人类进入 21 世纪之后，社会变得越来越复杂，我们在适应复杂多变的社会时遇到的压力也越来越大。在当今世界，人们通常会面临以下层面的压力。

1. 环境层面的压力。比如环境污染、全球变暖给我们带来的压力。
2. 社会层面的压力。例如，当一个国家出现经济危机，或者受到疫情的威胁时，社会各个方面都会遇到一些困境和压力。
3. 工作层面的压力。一般来说，如果一个人想在这个世界生存下去，他就需要拥有一份工作，这份工作将带给他物质上、精神上的回报。如果找不到工作、对工作不满意，或者职场竞争过于激烈，他势必会面临一些压力。

4. 家庭层面的压力。婚姻危机、亲子关系紧张都会带来我们家庭层面的压力。

5. 健康层面的压力。如果我们的身体或精神出了问题，我们势必会面临一些压力。

每个人都会存在压力，只要我们活着，压力就在所难免。因此，我们如何去应对压力，是影响我们生活质量一个非常重要的因素。

高压职业的特点有哪些

什么是高压职业？社会上的职业种类成千上万，有些职业会给从业者带来很大的压力（如图 9-1 所示）。

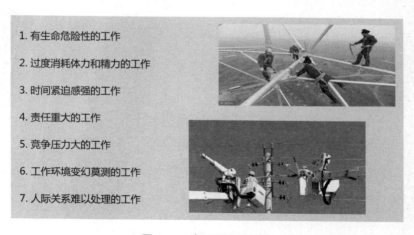

图 9-1　高压职业的特点

高压职业主要包括以下几种。

1. 有生命危险的工作。例如，我们经常会在媒体上看到矿难发生的新闻，煤矿工人在井下作业，一旦遇到塌方或瓦斯爆炸，他们的生命就会受到威胁。另外，进行高空作业（尤其是与电缆、电网相关的高空作业）的工人在工作时也面临着很大的潜在生命危险。再比如，警察与现役军人在工作时也可能面临着生命危险，因为警察经常与犯罪分子打交道，而军人可能会在战场上战斗。

2. 过度消耗体力和精力的工作。比如，警察需要随时待岗，只要接到命令，就要立即动身，很难得到充分的休息，消防员也是如此。因此，如果我们的工作性质属于长期备战型，我们的体力和精力就可能被过度消耗，使我们面临很大的压力。

3. 时间紧迫感强的工作。如果从业者总是被要求限期破案、限期完成任务，那么这种行业就属于高压职业。

4. 责任重大的工作。例如，与生命财产安全紧密相关的设计工作就属于这种工作。

5. 竞争压力大的工作。竞争越大，压力就越大。比如，公务员所面临的竞争就特别大。在公务员考试中，一个岗位有成千上万个人来竞争，这势必会给人们带来很大的压力。

6. 工作环境变幻莫测的工作。例如，如果我们的工作要求我们经常出差——今天到这里，明天到那里，居无定所，那么从业者也会面临一些压力。

> 7. 人际关系难以处理的工作。在工作中，人际关系越复杂，从业者面临的压力就越大。

高压职业的种类有哪些

高压职业一般包括现役军人、消防员、警察、机构里面的高管（如图 9-2 所示），因为他们肩负的责任往往比较重大。还有矿工、战地记者也属于高压职业，因为他们时常会冒着生命危险工作。当然，医务工作人员也被包括在内。比如，外科医生经常会做很多台手术，在每一台手术中都肩负着很大的责任、面临着很大的压力，他们也经常与死亡打交道。

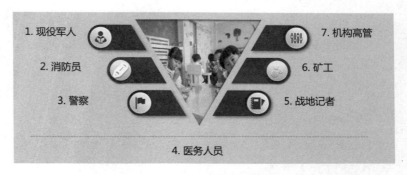

1. 现役军人　　　　　　　　7. 机构高管
2. 消防员　　　　　　　　　6. 矿工
3. 警察　　　　　　　　　　5. 战地记者
4. 医务人员

图 9-2　高压职业的种类

高压职业人群的压力源有哪些

高压职业的压力源如图 9-3 所示。

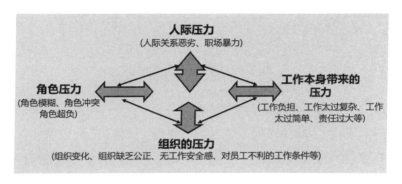

图 9-3　高压力职业的压力源

高压职业的压力源主要包括以下四种。

1. 人际压力，即人际关系的压力。有时，工作的任务量本身不一定很大，但如果你的人际关系——与上司、同事、下级的关系处理不好，你在职场中遇到的压力也会很大。

2. 工作本身带来的压力。如果工作任务量很大，时间比较有限，责任比较重大，需要经常加班、熬夜、出差，从业者就会承受很大压力。

3. 角色压力。例如，如果你不想当领导，结果被提到领导的位置上，那么你就面临着一种角色压力。再比如，如果你根本就不喜欢老师这个职业而父母硬要你去当老师，你也会面临角色压力。因此，如果你不喜欢自己的职业角色而又不得不

> 硬着头皮去干，你很可能就会承受很大的压力。
>
> 4. 组织的压力。组织的压力包括：公司的制度不合理，领导对你的要求很苛刻，领导对待下属不公正。

职场心理枯竭与抑郁

如果从业者在职场中经常承受很高的压力，就会出现职场心理枯竭。此时，我们的身心会有一种枯竭感，枯竭到一定程度就会产生抑郁（如图 9-4 所示）。首先，职场心理枯竭会导致情绪枯竭，情绪枯竭往往指一个人感到麻木、过度紧张或者体力不支，从业者此时往往对工作抱着很消极的态度。其次，职场心理枯竭会导致自我感丧失，人们在此时找不到自我的感觉，对周围的人也会非常冷漠。最后，职场心理枯竭还会导致个人能力的下降，因为有些高压职业的从业者在长期从事这种高压力、高强度的工作后，会感到自

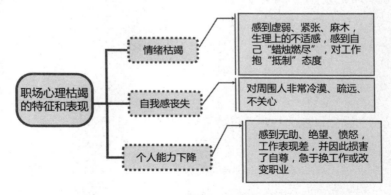

图 9-4　职场心理枯竭导致抑郁

己的精力几乎消耗殆尽，觉得自己已经没法胜任现在的工作。职场心理枯竭是现代人经常会遇到的情况。

高压职业人群如何避免使自己陷入抑郁的状态

高压职业人群要想避免陷入抑郁的状态，需要做到以下几点。

第一，保持身体健康。在高压环境中，从业者（如警察）经常不能按时按点地吃饭，经常熬夜，疲劳作战。如果一个人成年累月休息时间都很少，他的身体健康势必会受到影响。判断一个人是否爱惜自己身体的重要标准是，他能不能吃好饭、能不能睡好觉。如果这个人做不到这两点，那他通常是不爱惜自己身体的。因此，要想保持身体健康，就一定要吃好一日三餐，好好睡觉。即使从事的职业特殊，也要尽最大的努力来保持身体健康。

第二，多运动。我们经常说生命在于运动，如果我们运动量比较少，我们的身体健康可能就会受到影响，我们的生活质量恐怕就很难有所保证。

第三，保持一个乐观良好、积极的心态。大家不要小看心态，心态在心理学上是非常重要的一部分。不管我们遇到再大的困难，如果我们心态好，我们就能慢慢战胜困难。如果你的心态不好，稍微有点压力，你可能就会被压垮。因此，拥有一个积极、阳光的心态就显得非常重要。说到心态，心理学上有一种疗法叫作认知行为疗法。该疗法认为一个人情绪的好坏往往不取决于他遇到了什么事情，而取决于他对自己遇到的事情的看法。因此，运用认知行为疗法对一个人进行干预时，最重要的是对一个人的念头、想法进行干预。也就是说，当我们遇到困难时，如果我们能改变想法，我们所遇到的压力就有可能会变成一种动力。

第四，提升自己的职业胜任力。我们需要提高自己的职业能力，因为现在知识更新得比较快，所以我们需要不断学习，不断更新我们的知识，跟上职业对我们的要求。

第五，降低我们的人生和职业目标，不要处处都要争第一，处处都要做到最好。

第六，要经营好自己的职场关系。如果在职场中，你的人际关系很差，你也会面临很大的压力。

第七，处理好自己的家庭关系。从某种角度上来说，我们拥有一份职业就是为了把自己的家庭经营好，如果因为职业把自己的家庭搞坏了，那就本末倒置了。所以，我们要记住，职业是为我们的家庭服务的。

那么，如何经营好家庭关系呢？首先，要经营好夫妻关系；其次，要经营好亲子关系；最后，要经营好和自己父母的关系，但很多人都会忽略这一点。如果我们经营不好和父母的关系，我们的夫妻关系与亲子关系也势必会受到影响。

要想经营好和父母的关系，很重要的一点是能够和自己的父母和解。要多去了解自己的父母，了解他们的过去，了解他们的成长经历，了解他们在自己的原生家庭里是怎么一步一步过来的。然后我们再去慢慢理解自己的父母，才能看到我们父母的能力也是有限的。最后，当我们发现自己的父母会在自己的能力范围之内尽自己最大努力来爱我们的时候，我们与父母的和解基本上就完成了。因此，当我们与父母的和解完成了，我们就能看到父母对我们的爱了。当我们有能力去爱父母的时候，我们也就有能力去爱我们的配偶和孩子了。所以我们经常会说18岁之前，你的成长与发展取决于你拥有什么样的父母；18岁之后你的成长与发展取决于你能否和父母搞好关系。

此外，要以资源取向的方式对待自己。也就是说，我们也要看到自己身上好的部分，自己身边可以利用的资源。只有如此，你的压力才会减少。如果我们处处对自己挑剔，处处对自己苛刻，处处对自己不满，你的压力就会上升。

同时，要重新定义自己的人生意义和价值。我们不能为人生赋予太多的意义和价值。如果将自己人生赋予了太多的价值，而你只找到了很少的意义和价值，恐怕你将承受的压力就会很大。

SELF

HEALING

AND PSYCHOLOGICAL INTERVENTION
FOR DEPRESSION

第 10 章

抑郁症、自杀的预防

如果预防得当，相当一部分来访者的抑郁情绪是不会发展成抑郁症的。因此，治病不如防病。

关于抑郁症的基本常识

向公众普及一些关于抑郁症的基本常识，有利于预防抑郁症及自杀，关于抑郁症的一些基本常识包括以下几点。

1. 在全球范围内，大约有 4.3% 的人患有抑郁症。发病风险最高的四个群体包括青少年、孕产妇、老年人，以及高压职业人群。

2. 任何人都有可能患抑郁症，这绝不是一种软弱的表现。很多时候，我们觉得抑郁症的人很脆弱、不堪一击。我们要明白的是，抑郁只不过是一种自然的情绪，而抑郁症只是一种精神障碍。不要戴着有色眼镜去看待那些抑郁症患者。

3. 抑郁的核心是自我否定。一个人在自我否定之后会表现出很多特征，第一个核心特征是广泛的兴趣丧失；第二个核心特征是一天中基本无法产生愉快感。广泛的兴趣丧失和缺乏愉快感会引发一些继发性症状，如睡眠失调、饮食失调、体重失调。此外，抑郁的人很容易出现自责、自卑等情绪，难以集中注意力，严重时还会出现自残、自杀等情况。

4. 社会、家庭、生物学和环境等因素都可能诱发抑郁症，这些方面也是我们预防抑郁症和自杀的重点。

5. 抑郁是可防可治的。抑郁症是可以预防的，即使你得了抑郁症，也是可以被彻底治愈的。

6. 不要轻易对自己做出抑郁症的诊断。如果你想确定自己是否患抑郁症，就一定要到医院找专业的精神科医生进行诊断。不要自行做出诊断，也不要借助网络上的心理测验来判断自己是否有抑郁症。

7. 在对抑郁症进行干预时，轻度抑郁症患者可以选择心理咨询，中度和重度的抑郁症患者在接受心理干预的同时一定要进行药物治疗。

在前面的章节中，我们已经对导致抑郁症的因素与核心动力进行了讨论，在这里就不再赘述了。下面我们将介绍如何对抑郁症进行预防。

抑郁症的预防

下面，我们分别从父母、老师以及抑郁者自身的角度来探讨如何预防抑郁症。

父母如何帮助孩子预防抑郁症

如果父母在养育孩子的过程中能够做到以下几点，孩子患抑郁症的概率可能就会大大降低。

1. 对于再婚家庭来讲，经营好夫妻关系非常重要。良好的夫妻关系与家庭氛围对于帮助孩子预防抑郁症非常关键。

2. 要尊重孩子的独立性，让孩子能够从父母那里分化出来。不要用亲情"绑架"孩子，要培养孩子自主、自立，以及自己解决问题的能力。

3. 父母要采取民主权威式的教养方式，不要采取专制、溺爱、放任、忽略式的教养方式。研究表明，用民主权威式的教养方式培养出的孩子一般是积极、阳光、正面的，而专制、溺爱和忽略式的教养方式容易让孩子陷入抑郁状态。

4. 父母对孩子的要求要适度。如果父母对孩子的要求太高，且孩子一直达不到父母要求，就会导致孩子的自我否定。因此，对孩子适当降低要求是预防抑郁的一个非常重要的手段。例如，不要过度看重孩子的学习成绩。如果我们总是以学习成绩来衡量孩子，往往会导致孩子因为成绩不好而陷入抑郁，有的孩子甚至会因为成绩不好而轻生。

5. 父母要摒弃重男轻女的观念。如果父母带着重男轻女的思想来养育孩子，不论是男孩还是女孩，他们都容易陷入抑郁。比如，如果父母过于看重男孩，男孩就有可能因为觉得自己没有达到父母的要求而自我否定。对于女孩来说，在一个重男轻女的家庭里，她们会因为感觉自己的身份、性别不被接受而自我否定。因此，摒弃重男轻女的观念，建立男女平等的观念对于预防抑郁症非常关键。

老师如何帮助学生预防抑郁症

在学校里，老师不恰当的批评、过度的惩罚与歧视都是导致学生抑郁的重要因素，有时甚至会导致其自杀。老师在批评学生时，如何去保护孩子的尊严与人格是非常重要的。

为防止孩子陷入抑郁状态甚至自杀，老师应格外注意以下几点。

1. 老师在批评学生的时候要顾及学生的尊严，不要贬低学生的人格。如果学生觉得受到了侮辱、攻击，有些学生很可能会走极端。

2. 切忌对学生使用暴力进行体罚。如果老师的惩罚变成暴力体罚，学生的身体和心理就会受到创伤，这很容易使孩子陷入自我否定，导致其抑郁，甚至自杀。

3. 不要歧视学生。老师的歧视也是导致学生抑郁的一个很重要的原因。有些老师会歧视成绩不好的学生，甚至会使用一些带有侮辱性的语言来贬低他们。

与此同时，学校要对学生积极展开心理健康教育，向学生进行生命教育，提供符合学生身心发展水平的心理咨询服务。这些措施都会对抑郁症的预防起到非常好的作用。

抑郁者如何帮助自己预防抑郁症

有抑郁倾向的人在帮助自己预防抑郁症时，需要注意以下几点。

1. 与你信赖的人谈论自己的感受。多数人在与关心他们的人交谈之后都会感觉好一些，他们的抑郁也会减轻一些。

2. 寻求专业人员的帮助。可以向当地的卫生保健工作者，如精神科医生、心理咨询师（治疗师）寻求帮助。

3. 谨记，即使得了抑郁症也是可以被治愈的。在得到适当的干预后——不论是心理咨询还是药物治疗，抑郁症都有可能被彻底治愈。接受治疗后，抑郁症患者都会有一定的好转，会逐渐恢复到之前的健康水平。

4. 平时多做一些自己喜欢的运动，最好是与家人或朋友一起运动，哪怕只是散步也好。

5. 坚持规律的饮食和睡眠习惯。就算有一阵睡不着觉也没关系，躺在床上也是休息。可以仍然按照平时睡觉、起床的时间点作息：晚上 10~11 点上床，早上 7~8 点起床。也就是说，不要让失眠影响我们的睡眠、作息习惯，只要我们仍然能够保持平时睡眠的习惯，睡觉节律慢慢就会调整过来。规律的饮食也是这样，吃不下饭没关系，我们可以少吃一点，但每餐仍然要坚持吃一点。

6. 要接受自己可能患有抑郁症的事实并调整对自己的期望值。在出现抑郁倾向之后，我们的能力可能会受限，此时能做多少事情就做多少，不要强迫自己去做一些超过自己能力的事情。因为抑郁的时候，我们的整个思维状态、情绪状态和心理状态都比较低落，在这种情形下，我们的能力也会受到限制。所以，此时我们不能对自己提过多或者过高的要求。

7. 避免或限制饮用含有酒精或咖啡因的饮品。有抑郁倾向的人尤其要注意的是，不要喝含酒精的饮品，啤酒、白酒、葡萄酒尽量都不要喝。有的人会借助酒精饮品帮助自己获得短暂睡眠，但是酒精会加重抑郁症状，这是得不偿失的。我们也要少喝一些咖啡、茶，这些饮品都会让我们的大脑兴奋，使我们难以入睡。

8. 如果你有自杀的念头，请立即联系他人寻求帮助。

自杀的预防

自杀既可以预防，也可以得到有效干预。关于自杀的预防，我们要注意以下几点。

首先，我们要学会如何识别自杀的先兆。在前文有关自杀干预的章节里，我们曾经讲到过这些内容。那些威胁要自杀的人，那些经常说"我走了之后你们不会想我"的人，那些时常寻找自杀办法的人，那些突然向家人和朋友告别的人，那些向他人赠送比较有价值的个人财物的人，或者那些开始写遗嘱的人，恐怕都有可能是自杀的高危人群。所以我们要对这些人群加强关注，识别这些自杀的先兆，这样我们才能提前做好预防。当我们的亲朋好友出现这些迹象时，我们就要做好准备，与他们交谈，问问他们有没有自杀的念头和计划。要记住，询问一个人是否有自杀想法和念头不会诱发一个人自杀。因此，一旦你发现身边的人有自杀的倾向，就要赶快和他沟通。

还有一些类别的人群，他们属于自杀的高危人群，我们要特别关注。这类人群包括：

- 曾经尝试过自杀的人；
- 中度及重度抑郁症患者；
- 酗酒或吸毒人员；
- 遭受情感重创的人；
- 深受恶疾折磨的人；
- 遭到社会孤立的人。

其次，对于有自杀倾向的人，我们要多去陪伴他，多去倾听他的心声；要让他去看到，借助专业人员的帮助，他的自杀念头或者行为是能够被消除的，他遇到的一些困难也是有可能得到解决的。所以我们仍然要去鼓励他去求助、接受帮助，让他相信他是会好起来的，让他相信有很多人都愿意帮助他，这一点尤为重要。

最后，我们仍然要告诉他，要和自己信赖的家人、朋友和同事谈谈自己的感受，这对预防自杀是有帮助的。此外，与精神科医生、社会工作者，或者心理咨询咨询师这些专业人员交谈，也是可以预防自杀的。如果他有宗教信仰，与那些和自己有相同宗教信仰的伙伴去交流，也是可以预防自杀的。当然，还可以鼓励有自杀倾向的人参加一些预防自杀和抑郁的自助小组。

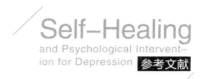

Self-Healing
and Psychological Intervent-
ion for Depression 参考文献

[1] 理查德·K. 詹姆斯，伯尔·E. 吉利兰. 危机干预策略（第七版）[M]. 肖水源，等译. 北京：中国轻工业出版社，2017.

[2] 美国精神医学学会. 精神障碍诊断与统计手册（第五版）[M]. 张道龙，译. 北京：北京大学出版社，2019.

[3] 王卫红. 抑郁症、自杀与危机干预 [M]. 重庆：重庆出版社，2006.

[4] 李·科尔曼. 战胜抑郁症：写给抑郁症患者及其家人的自救指南 [M]. 董小冬，译. 北京：中国人民大学出版社，2019.

[5] 科尔曼. 抑郁症——写给患者及家人的指导书 [M]. 雷田，译. 重庆：重庆出版社，2013.

[6] 凯拉·艾肯. 我战胜了产后抑郁症 [M]. 陶璇，译. 北京：人

民邮电出版社 , 2018.

[7] 弗朗西斯·马克·蒙迪莫，帕特里克·凯利 . 我的孩子得
了抑郁症：青少年抑郁家庭指南（第二版）[M]. 陈洁宇，
译 . 上海：上海社会科学院出版 , 2019.

[8] 西蒙·克雷格恩，等 . 青少年抑郁症治疗手册——短程精神
分析心理治疗 [M]. 曾林，汪智艳，译 . 北京：中国轻工业出
版社 , 2020.

[9] 帕莱格，等 . 团体治疗指导计划 [M]. 王海芳，等译 . 北京：
中国轻工业出版社 , 2005.

[10] https://www.who.int/health-topics/depression

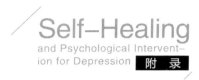

问题回答

问题 1：如何避免抑郁症反复发作？

第一，要把导致抑郁的核心问题解决掉。抑郁症的再次发作表明，导致一个人抑郁的核心问题还没有得到解决。导致一个人抑郁的核心问题可能有：早年父母对自己的过度否定；父母的夫妻关系特别紧张；在学校学习的压力还没解决；和同学、老师的人际关系依旧很紧张。如果这些问题没解决好，都有可能导致我们再次抑郁。

第二，要进行正规的治疗。患有中度、重度抑郁症的患者要去正规的医院看精神科医生。如果医生开了药，我们要积极配合吃药。一般来说，服用治疗抑郁症的药时间少则半年，多则 13 个月，有时甚至需要两年。我们要遵守医嘱，才能巩固疗效。随便减药、停药，都会导致抑郁症的反复发作。

问题 2：如果学生在医院被诊断为患有抑郁症，作为学校的心理辅导员或者班主任，可以做些什么来帮助患有抑郁症的学生？

每个班都有班干部，寄宿学校的寝室里也有寝室长，班主任、心理辅导员可以安排他们关注、留意抑郁的学生。一旦发现某个学生的性格变得和以前不同了，流露出厌世、孤独等情绪，并出现不愿与他人接触、交流的状况，寝室长、班长就要积极向班主任、心理辅导员反映。这样就能够及时发现问题并给予心理疏导，让他们的抑郁症状不那么严重，也可以防止他们做出极端的行为。

对学生来说，抑郁情绪的产生多数跟他在学校或在家里遇到的问题有关。跟学校有关的问题，多数涉及学习成绩、人际关系、恋爱；跟家庭有关的问题，多数涉及父母的婚姻问题，以及父母与孩子的关系问题。因此，我们就要去探寻这个学生产生抑郁的根源来自哪里，找到导致他抑郁的根源后，我们再有针对性地给予他支持，帮助他解决问题。

问题 3：有的来访者自感抑郁，其家人也断定来访者抑郁了，但不想去医院接受诊断和治疗，担心服药会影响生育，想先进行心理咨询。遇到这种情况，心理咨询师该如何处理？

作为心理咨询师，你要有诊断来访者是否患有抑郁症的能力；

如果你诊断出他得了抑郁症，就要告诉他。如果他的情况符合抑郁症诊断标准，而且属于中度或重度抑郁症，就要建议他去看精神科医生。

如果他不愿意去医院接受治疗，你对他开展进一步咨询工作就会有风险。假设在咨询过程中他自杀了，如果他的家属跟你打官司，那你一定会输的。

《中华人民共和国精神卫生法》明文规定，心理治疗师、心理咨询师只能对基本的心理问题开展干预工作；如果来访者的问题确系精神障碍，心理咨询师是不可以对其进行心理干预的。另外，如果心理咨询师没有诊断出来访者患有抑郁症，之后来访者到医院被确诊为抑郁症，在此期间你一直在给他做咨询，出了问题也是你的责任。因此，如果心理咨询师判断出来访者患有抑郁症，就要及时将其转介到精神科医生那里。

如果心理咨询师要把来访者转介到精神科医生那里，但来访者不愿意去，目前有以下两种处理办法。

其中一种处理办法是，要告诉来访者：如果他不愿意去医院看精神医生，自己也不能继续对其进行心理咨询了，因为这已经不符合自己的咨询范围了。所以，既是为了保护自己，也是为了对来访者负责，心理咨询师要果断中断咨询。在这种情况下，来访者就有可能去看精神科医生了。

另一种处理方法是，心理咨询师要让来访者和自己签一个协议。比如，如果心理咨询师判断来访者符合抑郁症的诊断标准，但家属拒绝去精神科接受诊断和治疗，要求在心理咨询师这里继续治疗，那么来访者家属就要在协议里承诺：在治疗期间，出现一些意外（如来访者自杀），那么来访者家属要自己承担责任。

但是，我不建议心理咨询师采用第二种方法。一旦来访者家属反悔，他们可能会说："我们不懂，但你是专业领域的人员，为什么不坚持呢？"所以，不论是从保护咨询师的角度，还是从保护来访者的角度来看，我建议心理咨询师坚持将来访者转介到精神科医生那里去。无论是从职业伦理还是从法律的角度来讲，心理咨询师都应坚守这个原则。

问题 4：儿子连续两年考研失利，我感觉他抑郁了，我该怎么办？

很显然，两次考研失利对他来说的确是个很大的挫折，可能会导致他进行自我否定。

作为父母，我们能做什么呢？

首先，要承认儿子没考上这个结果；其次，对儿子的抑郁不进行评价、评论。

当我们的孩子抑郁的时候，我们最好静静地去陪伴他，和他在一起。然后，和孩子沟通交流，看看孩子内心里最真实的顾虑是什么，他的压力到底源自哪里。

抑郁症患者最害怕的就是否定，对于父母来说，不要去否定他、批评他、指责他，甚至有时也不能去鼓励他或者对他提出要求。这个时候，父母需要耐心地去陪伴他，看看孩子有什么要求，看看他有什么压力，看看做些什么能够帮助孩子减压。

父母可以建议孩子去做心理咨询，或者去看精神科医生。如果他不愿意去，我们也不要去强迫他。但是，如果你觉得他的抑郁比较严重了，比如每天晚上都睡不着觉、饭量很少、渐渐消瘦下去，甚至有反复出现自杀的念头或迹象，在这种情况下我们要强迫他去看医生。

问题 5：如果遇到不爱讲话的来访者，心理咨询师该怎么办？

不爱讲话是抑郁来访者的特点之一。如果来访者的抑郁发展到重度抑郁症，那么他往往不会寻求治疗，不会寻求帮助，因为他对整个世界都是绝望的。他认为一切都是没有希望的，自己的抑郁症也是治不好的，没有任何人能帮他，所以他不愿意去求助。

他不爱说话，往往是他没有什么可说的，或者他抑郁的状态不允许他去说话。如果这样的来访者来进行咨询，心理咨询师就要给予他更多的共情；如果心理咨询师因为来访者不说话而感到不满，或者执意要求他说话，这本身对他就是一种否定。我们已经说过，导致抑郁最根本的原因就是自我否定，如果来访者觉得你不断提要求，他就会感受到自己不断地被否定，这样心理咨询师反而是在帮倒忙了。所以，对于不爱说话的来访者，心理咨询师要多去和他共情，多去陪伴他，要接纳他不爱说话的现实。

问题 6：一名患抑郁症的学生坚持吃药，但还是总有自杀的念头，是药物没有起到作用吗？

有可能。如果药物有效，自杀的念头是能够得到有效抑制的。目前，抗抑郁药的种类比较多，而且相对来说也都比较安全。如果患者在吃了某种药物很长时间后仍然有自杀的念头，就要考虑加大剂量或换药了，这都需要向医生咨询。

此外，除了吃抗抑郁药，还可以考虑做心理咨询或心理治疗，让患者学会与自己和解，不再自我否定，那么患者自杀的念头就会减轻。

问题 7：哪种疗法对抑郁症更有帮助？

治疗抑郁的方法有很多，包括药物疗法、心理治疗、理疗治疗等，生物反馈有时候也会有帮助。

我们不能说哪种疗法更有帮助，要根据每个抑郁症患者或者来访者不同的情况而定。一般的原则是：对于轻度抑郁症，我们采用心理治疗就可以了；如果是中重度抑郁症，我们一般要结合使用药物疗法和心理疗法。

通过实践得知，所有的心理学治疗流派的疗效都是差不多的，影响疗效的因素有很多：一是取决于心理咨询师或者治疗师对某种心理治疗流派的掌握程度；二是取决于心理咨询师或治疗师的自我成长度和人格特征；三是取决于心理咨询师或治疗师与来访者的匹配度。

问题 8：一名抑郁症患者经过治疗后，看起来已经好转了，这几年经常参加歌舞比赛、钢琴表演。请问他今后还有可能会自杀吗？哪些因素会让已经有所好转的抑郁症患者自杀呢？

他还是有可能会自杀的。为什么有人在抑郁正在好转的时候会自杀呢？原因有三。

第一，当他通过治疗慢慢好转、恢复的时候，如果他回首往事，发现自己曾经有过那么严重的抑郁状态，他可能会接受不了，这会导致他自杀。

第二，当他正在好转时，他会展望未来。但是，他会非常恐惧自己再次陷入过去那样一种糟糕的状态，这也会导致他自杀。

第三，当他慢慢恢复的时候，他会觉得"我自己有病，而且还是得了抑郁症"，这会令他萌生一种羞耻感，从而导致他的自杀。

因此，如果我们家中有抑郁症患者，在他的抑郁症状正在好转的时候，我们千万不能因此掉以轻心，要做好防范措施，保护好我们的家人。

问题 9：来访者吃了药也在做心理咨询，以前没有自残行为，但是现在开始自残了，这跟药量不够有关吗？我们需要如何帮助他呢？

众所周知，抑郁症患者会出现自伤、自残甚至自杀的行为。如果一个家庭中有抑郁症患者，他的亲属往往会很着急。他们会要求抑郁症患者多做事，在他们眼里，正常人力所能及的事，抑郁症患者也是能够做到的。但很多时候这会给抑郁症患者带来很大的压力，家人会用正常人的标准来要求抑郁症患者，此时他们可能会对患抑郁症的家人提一些要求，如"你多吃一点饭""你坚强一点""你不要这么自暴自弃""你要和我们多交流、多沟通"，这种要求慢慢会导致抑郁症患者的自我否定。当他的自我否定不断增加的时候，他就会自残。

　　尽管药量足够，但是如果抑郁症患者的亲人不断给他"加压"，这会导致他产生进一步的自我否定，自残自伤的行为不但不会减少，反而会增多。因此，这与药物的关系不是太大。

　　如果治疗很长一段时间后还没有好转，他会觉得自己成了家庭的累赘；尤其当亲人对他没有耐心、经常对他进行否定，甚至流露出看不起他的情绪的时候，他进行自伤、自残、自杀的概率就很大。

　　因此，不论我们是抑郁症患者的咨询师还是家人，我们对抑郁症患者的接纳、倾听、共情对抑郁症患者都会有非常大的帮助，我们要多听听他的心声。此外，我们在为抑郁症患者提供帮助时不能表现得太过主动。你越主动，就越会给患者提要求，那么这份要求到了抑郁症患者那里就会变成否定。所以，对抑郁症患者来说，我们最佳的行动就是多陪伴。

　　问题 10：首次服用抗抑郁药时，至少服用三至六个月；复发患者需要服药六个月甚至两年。那么，躁郁症患者一定要终生服药吗？病情缓解时期可不可以停药？

　　现在我们也将躁郁症叫作双相情感障碍了。它和抑郁症同属于情感类精神障碍。根据我的经验和看法，双相情感障碍患者不需要终生服药，但是仍然要在精神科医生的指导下服药、接受治疗。同时，服药的时长要足够。

　　在我接诊过的个案中，很多双相情感障碍患者在我这里接受治疗后都慢慢地把药物都停掉了，他们的状态也恢复得很好。因此，我认为，不论是抑郁症患者还是双相情感障碍患者，都不需要终生服药。但是第一次的治疗要彻底，然后慢慢减药，不要突然停药，要在医生的指导下减药，这一点很重要。

问题 11：双相情感障碍和抑郁症，哪个更容易治疗，双相情感障碍患者会无法控制住自己的性欲吗？

不能这么来比较。双相情感障碍有可能是抑郁和躁狂交替发作；与抑郁症相比，双相情感障碍的治疗难度有时候会大一些。治疗双相情感障碍要用到情感稳定剂，如果你单纯用针对抑郁发作的药物来治疗双相情感障碍患者，就会诱发患者的躁狂发作，反之亦然。因此，双向情感障碍的治疗比较难。当然，我们也知道，抑郁症患者往往不太愿意寻求帮助，这也加大了治疗的难度。但是你要知道，双相情感障碍和抑郁症都是能够完全治好的，不管你得了这两种障碍中的哪一种，都不要有太大的负担。当代医学，尤其是精神病学和心理学，在治疗这两个障碍的方面还是有把握的。

双相情感障碍患者的确会有控制不住性欲的时候。双相患者，尤其是处在躁狂状态的时候，他们的性欲是比较亢进的。此时患者很可能会释放自己的性欲，或者过度手淫，这些情况都会出现。

问题 12：抑郁症在多大程度上会影响性功能？

抑郁症对性功能的影响还是非常大的。我们知道，抑郁症患者对一切都不感兴趣，自然对性也不会感兴趣的；他们往往很难有性欲，或者根本就不会想这方面的事情。

抑郁症对性、饮食以及睡眠的影响都是比较大的。性、饮食以及睡眠都是人类的本能，会给我们带来快乐的感受。我们经常说，好好地睡一觉会让我们非常舒服，饱餐一顿会给我们带来极大的享受，一次满意的性生活会给我们带来神仙般的感觉。一旦抑郁了之后，这些本能逐渐都会受到影响，快乐的感受逐渐也就消失了。

问题 13：抑郁症患者会知道自己抑郁了吗？

轻度和中度抑郁症患者一般会知道的，但是重度抑郁症患者一般不知道。一个人的抑郁程度越重，就越否认自己有抑郁，然后越拒绝治疗。

在精神医学上，我们称之为自知力。如果一个人对自己的健康状态能有恰当的判断，我们就说其自知力是完整的；如果他没有恰当的判断，其自知力就是不完整的，或者是缺乏自知力的。

对重度抑郁症患者或者是精神分裂症患者的状况进行评估时，我们就要看他的自知力有没有恢复。如果他的自知力恢复了，那么他的病就已经基本恢复了，如果他的自知力恢复不了，那他的精神障碍恐怕还是处在一种比较严重的状态。

问题 14：服药期间，如果吃一天停一天，会有什么不好的后果吗？

有可能会让药效不够恒定，也有可能导致抑郁症状有所波动，进而使药效打折。当然，如果你去做心理咨询或者是做心理治疗，也许同样能替代药物的作用。

我们知道，药物能够调节我们大脑里的神经递质。做心理咨询、心理治疗也能够调整、影响神经递质的分泌状态。所以，即使患者吃药不规范，只要心理咨询、心理治疗能够跟上的话，影响也不大。

如果抑郁症状相对较重，服药期间吃一天停一天，恐怕影响就会很大。所以，这取决于患者病情的程度。

当然，我们还是建议，既然吃药了，就坚持吃两三个月，稳定了之后再慢慢减量。

问题 15：某学生抑郁了，其父母并不认同，孩子用服下所有抑郁药物的方式自杀。在父母看来，孩子只是在用这种方式威胁他们。在这种情况下是不是应该让孩子的父母加入咨询？

从我们对抑郁的认识来看，如果有人说"我要自杀"甚至有自杀行为了，我们都不能将其误解为这是要挟他人的手段，或者是获得利益的手段，我们都要把他的话或行为当真。如果孩子表明要结束自己的生命，不论是咨询师、老师，还是父母都要当真。

在这种情况下，建议做家庭治疗，也就是说父母和孩子要一起走进治疗室，这样可能才会有比较好的效果。

问题 16：保密例外一般强调哪些方面？如果高年级的小学生有自杀想法或自杀行为，成人应该怎么处理？

小学生属于未成年人，如果需要签保密协议，在父母过来签字的时候，我们要当着父母和孩子的面，告诉他们在咨询过程中，如果发现孩子流露出自杀的想法或表现出自杀的迹象，咨询师就不能保密了。如果发现孩子在家庭里遭受了家庭暴力，咨询师就要报警；如果孩子被虐待或者被性侵，尤其是乱伦，咨询师都必须报警。在给孩子咨询前，就要和他的父母亲交代清楚这些内容，并且让父母在协议上签字。如果咨询师不经过父母的同意就擅自对孩子展开咨询，孩子将来出现了问题，父母很可能会起诉咨询师。所以，如果要对小学生（甚至是初中生）展开咨询，都要征得学生父母的同意，这属于咨询师的职业伦理要求。

问题 17：更年期的抑郁症与青少年的抑郁症有什么区别？相比青少年抑郁症，对更年期抑郁症患者进行心理咨询时，需要注意些什么呢？

青少年的抑郁在某种程度上与亲子关系有关。也就是说，有可能父亲或者母亲对青少年过多的否定导致了他的自我否定。因此，针对青少年抑郁的心理咨询，重点要放在他和父母的关系上。此外，还要处理青少年的自我否定，让他能够肯定自己。咨询师要让青少年看到：他的生命是有价值、有意义的，要让青少年多关注自己可以动用的资源以及自己的优势。

更年期女性的抑郁，可能与她即将丧失繁殖能力有关，同时也与夫妻关系有很大关系。处于更年期的女性不仅体内的雌激素会急剧下降，同样还面临着丧失繁殖能力的问题，这是导致更年期抑郁的核心因素之一。如果女性没有繁殖能力了，她就会面临一种危

机，即女性在婚姻中没有繁殖能力就意味着她作为妻子的功能已经
消失了。此时我们就需要帮她处理因即将丧失繁殖能力而导致的危
机感。同时，我们要协助更年期女性把夫妻关系经营好。因此，要
帮助处于更年期的抑郁女性提升自我价值，帮助她看到自己所拥有
的各类资源、优势、强项，使其努力提升自己的生命价值，让自己
在家庭生活中、在丈夫眼中更具有吸引力。

问题 18：应该鼓励学生加学校心理老师的微信吗？

我觉得加私人微信是不太妥当的，因为这样的话，心理老师的
生活会受到干扰。我建议学校开设一个心理咨询方面的官方微信
号，并为学校里的几位心理老师配备一台工作手机，让老师们轮流
值班，谁值班这个手机就在谁的手里，这样处理起来会比较好。不
然，如果老师的微信被同学随便加，学生一有问题就会来问老师，
这会给老师带来一些困扰。然而，如果学校里只有一位心理老师，
学生没得选，遇到问题的时候就只能找这名老师了。但是我仍然建
议学校为心理老师配备一台专门用来加学生微信、为学生提供心理
咨询的手机。

问题 19：团体干预的场所有何要求？

一般来说，团体干预的场所应该是比较安静、面积足够大的。
团体干预的场所需要配备音响设备，因为小组成员在悲伤时说话的
声音会比较小，如果没有音响，很难让其他成员听到他说话；团体

干预的场所需要有白板。此外，团体干预场所里不能出现桌子，大家围坐在一起时中间不能放任何障碍物。不能像在办公室开会一样，把桌子放在中间，所有人围着桌子坐。

问题 20：团体危机干预全程都是通过对话进行吗？只是谈话，对于未成年的学生来说会不会比较难坚持？

穿插一些活动是可以的。我们可以做些仪式，同学们可以用绘画的方式来回忆过去的时光、探索其内在情绪。我们也可以通过游戏、玩具来让团体成员表达想法和情绪。

问题 21：上课时碰到过抑郁的学生，稍微说了他几声，他就会在那里歇斯底里地发作，大脚踢桌子还要打人，遇到这种状况，老师应该如何应对？

抑郁的孩子最害怕的就是遭到他人的否定。此时我们非常需要和孩子共情，要理解他，不再继续激怒他。这位老师可以说："很抱歉，有可能你会觉得我刚才的那些话对你有些重，我看到你出现这样的反应，我也感觉到很意外。我没想到我的这句话会给你带来如此大的反应，所以老师感到很抱歉。如果你觉得目前在教室里没法处理你的愤怒和情绪，你可以用自己的方式让自己平静下来。"此时教学就要暂停一下了，要帮助他处理一下他的情绪。

问题 22：如何把握患有抑郁症学生的复课问题？

如果该学生被诊断患有抑郁症，就需要让精神科医生出具证明，诊断他的抑郁症目前是否处于缓解期。如果他处于缓解期，就可以允许他复课。

同时，也要让学校的心理老师和同学与之接触一下：看看他目前的精神状况，吃药的状况，尤其是他有没有自杀的倾向。如果他目前的抑郁处于轻度或中度状态、自杀风险比较小，就可以允许他复课。

问题 23：孕产妇可以运用哪些量表来初步预测自己是否患有抑郁症？

基本上来说，还是沿用我在第 1 章提到的那些量表，当然也有专门针对孕产妇的一些量表。目前常用于产后抑郁症测评的筛查量表有以下几种。

1. 爱丁堡产后抑郁量表（EPDS）。这是应用最广泛的用于筛查产后抑郁症的自评量表，用于初级保健筛查。此表包括 10 项内容，于产后 6 周进行调查，可提示产妇有无抑郁障碍，但不能评估病情的严重程度。

2. 抑郁症自评量表（SDS）。此表包括 20 道题，将抑郁程度分为 4 个等级，具有不受年龄、经济状况等因素影响的优点，主要用于测量抑郁状态的程度以及治疗中出现的变化。

3. 贝克抑郁问卷（BDI）。这是一份有 21 道题的问卷，对诊断产后抑郁症有较好的一致性和重复性。

4. 汉密顿抑郁量表（HAMD）。此表简单、准确，便于掌握，是在临床评定抑郁状态时使用最多的一份量表。它将抑郁症状列出24个条目，分为5级评分。

5. 症状自评量表（SCL90）能区分出个案是否有心理症状，用于检测个案是否有心理障碍、有何种障碍，以及严重程度，被广泛用于精神障碍门诊检查。

问题 24：哺乳期的抑郁症患者可以服用抗抑郁药吗？如何用药才安全？

有一部分抗抑郁药会在产妇服用后通过乳房分泌到乳汁里。既然乳汁里可能含有抗抑郁药的成分，孩子在吃母乳时就可能会受影响。

因此，如果在孕期需要吃抗抑郁药，产妇就要去咨询医生，他们会给予你一些指南，告诉你：哪些抗抑郁药在乳汁里的含量高，哪些抗抑郁药在乳汁里的含量低；哪些抗抑郁药产妇吃了之后是不能采用母乳喂养的，哪些抗抑郁药吃了之后产妇是可以考虑母乳喂养的。

问题 25：产后抑郁症有可能随着时间的推移而治愈吗？

可以。相当一部分抑郁症都属于治愈性的疾病，即使你不治疗，有的抑郁症也是可以痊愈的。

心理因素是导致产后忧郁症的重要因素之一。比如，产妇和丈夫或婆婆的紧张关系会诱发产后抑郁症。如果产妇与丈夫或婆婆的关系改善了，她的抑郁症状多数情况下也能够缓解。

生产会对产妇的身体造成很大的创伤，如果再加上睡眠不好、过度的疲劳（丈夫和家人袖手旁观，没人帮她带孩子），产妇就很可能会得产后抑郁症。有时候，抑郁症的症状可能会随着产妇身体的慢慢复原而逐渐消失；如果家人能为产妇更多地分担养育孩子的辛苦，让产妇得到充分的休息，产后抑郁症也有可能会慢慢好转。

当然，以上说的都是轻度抑郁症，如果产妇得了中重度抑郁症，就必须去看精神科医生了。

问题 26：产妇的老公是军人或特种职业从业者，只能一周或者一个月回家一次，婆婆或者妈妈总是质疑产妇奶水不够，其实主要问题不是奶水问题，而是产妇对自己的不良情绪无所适从，在这种情况下该如何帮助产妇？

导致母乳不足的原因有很多。从心理学动力来讲，产妇之所以奶水不足，有可能是因为不太能认同妈妈这一角色定位，也可能是对自己的孩子不太感兴趣或者不太喜欢。此外，产妇的不良情绪，如过度焦虑、抑郁，也会影响奶水的分泌。因此，要想解决奶水不足的问题，首先就要解决产妇心理层面的问题。

同时，产妇与妈妈或婆婆的关系也会影响奶水的分泌。妈妈或婆婆由于觉得产妇奶水不足而对产妇有意见、抱怨、不满，在某种程度上来说是可以理解的，因为她们很关心她们的孙子、孙女或者外孙、外孙女。她们很期待产妇的奶水能够多一点，当奶水不足的时候，她们就可能会觉得你的奶水不足是因为产妇的情绪不好，她们就会对产妇有所抱怨。她们可能会要求产妇想开一点、坚强一点、阳光一点、积极一点，她们认为这样一来产妇的奶水就会多了。

产妇一般很难有办法让妈妈或婆婆停止抱怨，但是产妇可以左右自己的心情，即恰当处理她们对自己的抱怨。产妇要学会如何与妈妈或婆婆和解。你和她们的关系搞好了，她们可以给你减轻很多负担；如果关系搞不好，很多事情都要让你一个人来做，你的情绪也会不好。你可以把她们的抱怨看成对自己的一种关心，你对此不要太在意。

当然，丈夫的特殊职业属性导致夫妻不能经常在一起，这也会影响到妻子的情绪。因此，即使丈夫一个月或者一周才能回家一次，夫妻之间也可以通过视频通话来分享孩子成长的点点滴滴，增进夫妻感情。

问题 27：如何引导患有抑郁症的孩子外出运动？

首先，抑郁的人往往对所有事情都不感兴趣，所以他们对运动也不会感兴趣。其次，抑郁的人都会有很强烈的疲劳感，他们因此更不愿意去运动了。此时父母不能强迫或者要求孩子去运动。父母可以邀请孩子去运动，可以和孩子说"今天天气很好，我们想下去散散步，你愿不愿意去"，而不能说"你应该多活动，不应该这样躺在床上，老是躺在床上对你的病情不利"。前一句话属于邀请，展现了父母对孩子个人意愿的尊重；而后一句话属于要求或命令，甚至流露出了责备的意味。在邀请孩子外出运动时，他同意去运动固然最好，但如果他不同意也没关系。父母不要强迫孩子，把邀请孩子外出运动变成了一种对孩子的否定，进而使孩子产生自我否定，加重孩子的抑郁症状。父母一定要记住，不要让患有抑郁症的孩子感觉在家庭里会被否定。

问题28：有咨询师接到求助者的电话，说他的朋友要自杀，并让咨询师出面干预自杀，咨询师该怎么做？

此时咨询师不可能去直接对自杀者进行干预，只能通过求助者来帮助自杀者。由于求助者不具备干预自杀的技术，因此我觉得此时最好的方法就是报警，让警察过来终止自杀行为，然后把自杀者送去住院，这是比较安全的救助方式。

问题29：学生家长不相信孩子患有抑郁症，即使医院确诊了，家长也不愿意配合治疗，认为孩子没问题。此时学校可以做些什么？

如果孩子的抑郁症状非常严重，尤其是出现了自伤、自残、自杀行为，此时学校就必须告诉家长：因为医院已经诊断孩子患有抑郁症，所以他现在已经不太适合在学校里上课了，家长必须要把他接回去；等他抑郁症好转之后，才能在学校里继续学习。这样做既是出于对学生与学校的保护，也是出于对父母的保护。

医院一旦做出抑郁症的诊断，学校就要启动干预程序，让家长、心理咨询师和班主任坐下共同研讨治疗方案来帮助孩子。如果家长不同意，班主任就要给家长施加压力，告诉家长：如果家长不愿意去继续处理这个问题，孩子恐怕就要面临休学了，他就不能再继续上学了。因为家长的不配合很可能会导致孩子发生意外。所以此时校方要对家长强硬一些。

问题 30：如果学校发生危机事件，如跳楼，班主任应该如何统计、筛查干预对象？

如果我们通过量表普查来筛查干预对象，无形当中会让学校的气氛变得更加紧张。因此，班主任老师在平时就应该仔细观察班里的孩子，看看哪些孩子属于潜在的重点干预对象，为"高危学生"建档。这样一来，在危机发生后，重点干预对象就已经被筛查出来了。

在危机事件发生后，班主任可以找之前已被筛查出来的"高危学生"谈谈心，问问他们对这起危机事件有什么想法和顾虑，问问他们需不需要帮助或是心理咨询。班主任通过对自己班级的"高危学生"进行重点关注与关心，能够在不给学生增加压力的前提下更加有效地筛查出哪些学生属于重点干预对象。我们尽量不用量表的形式，统一测查这样的形式无形当中会把气氛弄得更加紧张，让学生的压力更加巨大。

问题 31：来访者提出，晚上情绪特别不稳的时候，会自残一下，使自己不那么难受，但不会自杀。针对这种情况，咨询师该怎么办？

首先，我们要探查他在成长过程中都经历过哪些创伤，然后引导他与这些遭受创伤的经历和解。其次，我们要引导他用一些不会伤害自己的方式来处理情绪不稳的问题，以此减少他的自残行为。当然，如果他的自残是由抑郁情绪导致的，我们建议他去看心理医生来对他的行为进行干预，因为他情绪不稳。换句话说，如果他情绪稳定了，自残行为就有可能不会再发生了。如果接受咨询后他的情绪问题仍然得不到改善，那就可以在医生的指导下通过药物来把这种情绪稳定下来。

　　问题 32：一名高二学生，从初三开始就感觉周围的人或事物都是不真实的，只知道自己在地球上，这是不是一种抑郁症的症状？

　　是的。有的孩子感觉自己没有感受了，有的孩子感觉自己都不存在了，或者觉得周围的世界都不真实，这在临床上叫作非真实感。它是一个非常重要的症状。我们原来称之为一种人格解体的症状，属于抑郁症诸多症状中的一个。我建议这名学生先去看心理咨询师，让咨询师评估一下他的情况有多严重。如果心理咨询师觉得这名学生的问题已经超出自己能够处理的范围了，心理咨询师会把他转介到精神科医生那里。请记住，大多数抑郁症几乎都是可以被治愈的。

北京阅想时代文化发展有限责任公司为中国人民大学出版社有限公司下属的商业新知事业部，致力于经管类优秀出版物（外版书为主）的策划及出版，主要涉及经济管理、金融、投资理财、心理学、成功励志、生活等出版领域，下设"阅想·商业""阅想·财富""阅想·新知""阅想·心理""阅想·生活"以及"阅想·人文"等多条产品线，致力于为国内商业人士提供涵盖先进、前沿的管理理念和思想的专业类图书和趋势类图书，同时也为满足商业人士的内心诉求，打造一系列提倡心理和生活健康的心理学图书和生活管理类图书。

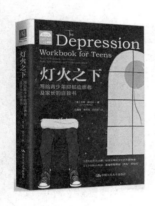

《灯火之下：写给青少年抑郁症患者及家长的自救书》

- 以认知行为疗法、积极心理学等理论为基础，帮助青少年矫正对抑郁症的认知、学会正确调节自身情绪、能够正向面对消极事件或抑郁情绪。
- 12 个自查小测试，尽早发现孩子的抑郁倾向。
- 25 个自助小练习，帮助孩子迅速找到战胜抑郁症的有效方法。

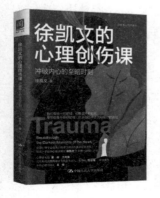

《徐凯文的心理创伤课：冲破内心的至暗时刻》

- 中国心理学会临床心理学注册工作委员会秘书长、北京大学临床心理学博士徐凯文十年磨一剑倾心之作。
- 我们假装一切都好，但事实并非如此。
- 受到伤害不是你的错，但从创伤中走出却是你的责任。

《原生家庭：影响人一生的心理动力》

- 全面解析原生家庭的种种问题及其背后的成因，帮助读者学到更多"与自己和解"的智慧。
- 让我们自己和下一代能够拥有一个更加完美幸福的人生。
- 清华大学学生心理发展指导中心副主任刘丹、中国心理卫生协会家庭治疗学组组长陈向一、中国心理卫生协会精神分析专业委员会副主任委员曾奇峰、上海市精神卫生中心临床心理科主任医师陈珏联袂推荐。

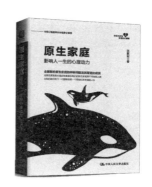

《既爱又恨：走近边缘型人格障碍》

- 一本向公众介绍边缘人格障碍的专业书籍，从理论和实践上都进行了系统的阐述，堪称经典。
- 有助于边缘型人格障碍患者重新回归正常生活，对维护社会安全稳定、建设平安中国具有重要作用。

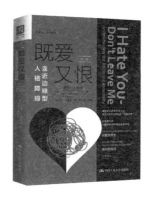

《抑郁的真相：抑郁症的快乐自然疗法》

- 对抑郁症有着17年的研究和临床经验美国自然医学执业医师彼得·博吉诺博士为您讲述非药物的全自然疗法，让你凭借机体自愈本能，战胜抑郁症；
- 从生理角度探寻抑郁症的根源，倡导多元化、实用有效的抑郁症全自然疗法，呵护抑郁症患者的身体健康和情绪健康；
- 附赠简单、实用的抑郁症自愈导图。

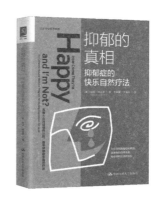

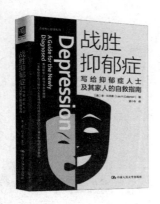

《战胜抑郁症：写给抑郁症人士及其家人的自救指南》

- 美国职业心理学委员会推荐。
- 一本帮助所有抑郁症人士及徘徊在抑郁症边缘的人士重拾幸福的自救手册。

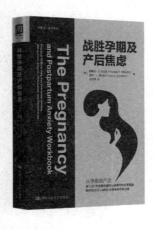

《战胜孕期及产后焦虑》

- 从孕期到产后，用 CBT 疗法帮你做好心理调节和生理准备，顺利完成初为人母的心态转变和平稳过渡。
- 上海市精神卫生中心副主任医师、中美认知治疗连续培训项目中方主要负责人徐勇推荐。
- 好睡宝婴儿睡眠联合创始人、资深婴儿睡眠咨询师、《0~3 个月宝宝睡眠课》主讲人王石云月推荐。

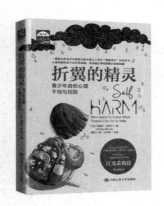

《折翼的精灵：青少年自伤心理干预与预防》

- 一部被自伤青少年的家长和专业人士誉为"指路明灯"的指导书，正视和倾听孩子无声的呐喊，帮助他们彻底摆脱自伤的阴霾。
- 华中师大江光荣教授、清华大学刘丹教授、北京大学徐凯文教授、华中师大任志洪教授、中国社会工作联合会心理健康工作委员会常务理事张久祥、陕西省儿童心理学会会长周苏鹏倾情推荐。